AF401068

CONJECTURES

SUR

LA NATURE DU MIASME PRODUCTEUR

DU

CHOLÉRA ASIATIQUE

PAR M. B. MOJON,

Professeur d'Anatomie et de Physiologie à l'Université de Gênes; médecin en
chef de l'Hôpital militaire; membre honoraire de la Société des Sciences
physiques et chimiques, des Sociétés de Chimie médicale, de Médecine
pratique et médicale d'Émulation de Paris; de celle de Médecine de Montpellier, et vice-président honoraire de l'Athénée médical; de l'Académie
royale de Médecine de Madrid; de celles des Sciences, Lettres et Arts de
Turin et de Gênes; des Sociétés médico-chirurgicales de Bologne, Parme,
Lucques, Venise, etc.

TRADUIT DE L'ITALIEN,

PAR M. JULIA DE FONTENELLE,

Professeur de Chimie médicale; membre de la Commission sanitaire du quartier
de l'École de Médecine, et de celle des Médicamens pour la marine; ex-
médecin en chef de l'Hôpital de Convalescence de l'armée de Cata-
logne; secrétaire perpétuel de la Société des Sciences physiques et
chimiques; membre honoraire de la Société royale de Varsovie; de l'Académie royale de Médecine, et de celle des
Sciences de Barcelone et des Pharmaciens d'Allemagne; des Sociétés de Chimie médicale, de
Pharmacie, de Médecine, des Sciences, etc.
de Paris, Montpellier, Marseille,
Lyon, Rouen, Bordeaux, etc.

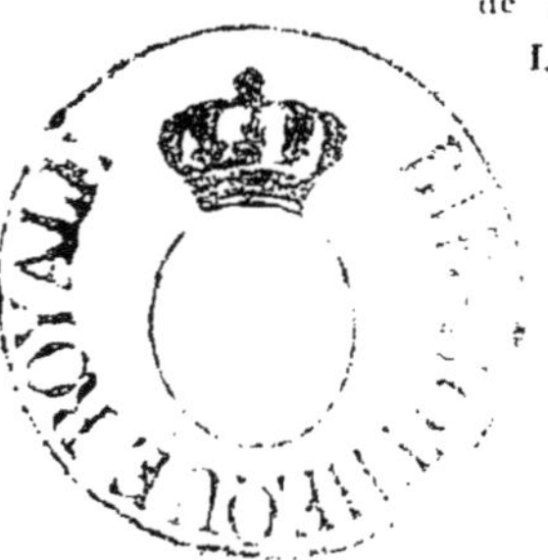

PARIS,

JUST-ROUVIER, LIBRAIRE-ÉDITEUR,

RUE DE L'ÉCOLE-DE-MÉDECINE, N. 8.

1833

IMPRIMERIE DE HENRI DUPUY, RUE DE LA MONNAIE, N. 11.

PRÉFACE

DU TRADUCTEUR.

Ils sont loin de nous ces temps où tel libraire d'Amsterdam, qui ne savait pas lire, gagnait un million, parce que quelques Français savaient écrire [1]. Il n'en est pas de même aujourd'hui [2]; tous les peuples policés semblent concourir à l'envi à agrandir la sphère de nos connaissances. Grâces aux bienfaits de la presse, ces communications et ces échanges mutuels de pratiques et de procédés nouveaux, de perfectionnemens et de découvertes dans les arts, les sciences, enfin dans tout ce qui se rattache aux divers besoins de la vie, ont entouré les dix-huit et dix-neuvième siècles d'une auréole de gloire impérissable. Ne soyons donc point surpris si la liberté de la presse doit être vivement réclamée, non cependant

[1] Voltaire, des Mensonges imprimés.
[2] Plus d'un libraire se ruine à présent, parce qu'il y a tant d'hommes qui croient savoir écrire.

en faveur de ces libelles dans lesquels on prodigue des injures et des calomnies à des hommes très-honorables, tant pour gagner de l'argent ou assouvir des inimitiés que pour se rendre l'écho des factions ou se faire acheter son silence; mais, quant aux publications scientifiques ou industrielles, qui sont une source féconde de prospérité, il serait absurde de tarir de telles sources d'où jaillissent tant de bienfaits. Qu'on ne s'y trompe point, le devoir du médecin ne se borne pas à donner des soins aux malades; il doit encore, au monde entier, la communication de tout ce que sa pratique, ses méditations et ses recherches ont pu lui suggérer d'intéressant et de nouveau, tant pour prévenir les diverses affections morbifiques que pour les combattre : tel est le but que s'est constamment proposé M. le professeur Mojon. Cet honorable médecin, connu par plusieurs ouvrages estimés et traduits en plusieurs langues, vint à Paris étudier le choléra. De retour dans ses foyers, il crut devoir rédiger les faits qu'il avait recueillis : leur publication ayant éprouvé quelques difficultés dans sa patrie, M. Mojon s'est empressé de les adresser à la Société médico-chirurgicale de Berlin et à celle des Sciences physiques et chimiques de Paris. La lecture de son ouvrage ne nous a rien offert de repréhensible, ni d'offensif contre aucun gouvernement, à moins qu'on ne considère comme tel son opinion anti-contagioniste du choléra, opinion que professent presque tous les médecins de Paris et ceux des lieux où ce fléau a régné.

Il a paru un déluge d'écrits, en diverses langues, sur le choléra. A travers les idées disparates, les erreurs et les hypothèses qui y fourmillent, tant sur sa nature que sur ses causes productrices, sa propagation et sa médication, l'on trouve beaucoup de faits précieux qui pourront nous faciliter la solution du problème important que le choléra nous offre à résoudre. Or, comme les faits bien observés sont le fruit de l'expérience, et que celle-ci est la démonstration des démonstrations, il en résulte que le médecin consciencieux doit recueillir tout ce qui peut l'éclairer ; car rien pour l'observateur n'est muet sur la terre. Nous avons donc lu avec autant d'empressement que d'intérêt l'ouvrage du docteur Mojon ; et, quoique nous ne partagions point son opinion sur le *miasme cholérique animé*, nous avons trouvé dans cet écrit une érudition si piquante, des faits et des analogies si curieuses, enfin des inductions si probables, que nous n'avons pu résister au plaisir de le traduire, en y ajoutant des notes tantôt à l'appui, tantôt contre ses opinions.

M. Mojon ne s'est pas dissimulé que plusieurs auteurs anciens et modernes ont attribué à des insectes animés la plupart des maladies contagieuses ; mais aucun n'a, comme lui, rattaché cette opinion à la production du choléra, avec cette lucidité et cette étendue de connaissances qui caractérisent tous ses écrits. Après tout, son opinion paraît se rattacher à plusieurs vérités, puisqu'on voit qu'elle a été également professée par des hommes honorablement connus, tels que *Lucrèce, Columelle, Vitruve, Kirker, Corossi, Valisneri, Lancisi, Plancis, Fabre, Paul Ricca, Scuderi, Moufflet, Hautman, Hartsoëker, Pleniz, Acerbi, Puccinoti, Targioni, Adam Freer, Baecknow, de Bonono, Ant. Didier, Linné, Legendre, Rasori, John Crawford, etc.* En un mot, nous savons si peu de chose encore de bien positif sur les causes productrices du choléra, que nous devons accueillir avec le plus vif empressement tout ce qui peut nous éclairer. *En tan ominosa obscuridad e imminente peligro el major bien que puede hacerse en mi concepto es juntar con empeno y franqueza todas las luces de las ciencias humanas y auxiliares de la de medicina para ayudarla y aclarar una de sus partes mas esenciales, antes que nuevas catastrofes vengan* [1].

---

[1] *Memoria fisico-quimica applicada a la medicina sobre la infeccion en general y el contagio en particular;* par don J. Balcells, premier professeur du Collége de Pharmacie de Barcelone, 1832.

AU LECTEUR.

La nature intime des miasmes est inconnue, disent avec beaucoup de raison plusieurs physiologistes; il en est même qui assurent qu'on ne parviendra jamais à la connaître, et, pleins de cette décourageante idée, ils condamnent sans les entendre tous ceux qui osent soulever un coin du voile qui couvre ce mystère. Je ne doute donc point que l'opinion que je vais émettre, sur un *miasme cholérique animé,* ne me fasse subir la même condamnation. Il serait cependant juste qu'avant de prononcer un tel arrêt, on pût substituer à mon hypothèse une théorie appuyée sur des faits plus décisifs : la science y gagnerait à coup sûr. Je n'attache point à mon hypothèse plus d'importance qu'elle ne doit en avoir; en l'adoptant, je ne me suis point dissimulé les objections qu'on pourrait me faire; néanmoins la doctrine du miasme animé m'a paru la plus probable, parce qu'elle me semble s'adapter mieux qu'aucune autre à l'explication de la symptomalogie et à la thérapeutique du choléra.

Les effets morbides que peuvent exercer diverses espèces d'insectes sur d'autres animaux sont assez connus, ainsi que les caractères de la maladie pédiculaire, des affections vermineuses, etc. *Je ne doute* donc point qu'en livrant à un nouvel examen, bien approfondi, les conjectures que j'ai émises sur le miasme animé, on ne puisse arriver, plutôt qu'avec toute autre doctrine, à prévenir ou détruire les funestes effets de cette infection.

En désapprouvant les mesures sanitaires prises aux frontières, je n'ai point eu l'intention de censurer les opérations d'aucun gouvernement, mais bien d'exposer consciencieusement mon opinion sur le choléra, et d'inviter en même temps les autorités à tourner au profit de la santé publique les sommes dépensées pour ces mesures sanitaires, présentement inutiles et presque toujours plus ou moins violées.

CONJECTURES

SUR

LA NATURE DU MIASME

DU CHOLÉRA-MORBUS ASIATIQUE.

CET écrit n'a pour but que de déterminer, autant qu'il sera en mon pouvoir, la cause efficiente de la maladie indienne, qui, désignée bien à tort peut-être sous le nom de Choléra-Morbus, parcourt actuellement l'Europe, en frappant de terreur les localités qui se trouvent sur son passage et décimant les populations où elle exerce ses ravages.

Ce n'est pas une monographie complète de cette maladie que nous nous proposons d'entreprendre ; loin de là, si nous avons à parler des symptômes qui lui sont particuliers, des moyens préservatifs, des remèdes les plus propres à sa médication, enfin des observations cadavériques auxquelles elle a donné lieu, ce n'est que dans l'intention de mieux établir notre opinion sur les causes les plus propres à la faire naître.

Je classe le choléra indien parmi les maladies dues à l'infection, c'est-à-dire, parmi celles qui sont produites par des principes morbifiques particuliers répandus dans l'atmosphère; en éloignant, dans la plus rigoureuse acception, toute idée de contagion [1], c'est-à-dire, que le cholera puisse se transmettre uniquement d'un individu malade à un sujet sain par contact immédiat ou médiat. Je n'entreprendrai point de reproduire ici les diverses preuves qui, repoussant toute idée de contagion de cette maladie, attestent qu'elle est due à l'infection, et que l'air est le véhicule morbide qui sert à sa propagation; presque tous les ouvrages publiés jusqu'à ce jour en fournissent des preuves irrécusables et plus que suffisantes pour fixer l'opinion des médecins.

Ceux qui prendront la peine d'examiner avec soin le mode de propagation du choléra, n'y reconnaîtront point les caractères des maladies uniquement communicables par le contact. La marche tracée sur les cartes géographiques par les partisans de la contagion, afin de donner plus de force à leur opinion, sert au contraire d'appui à la mienne, et à faire abandonner l'idée que le choléra asiatique est une maladie qui se propage de sujet à sujet. S'il en était ainsi, la maladie devrait, d'un point quelconque du globe, s'étendre

[1] Le mot contagion dérive du verbe *tangere*, toucher. Il est contagieux, le choléra qui se communique par le contact immédiat ou médiat; mais, s'il ne se produit pas dans ces conditions, je dis qu'il n'est pas contagieux. (MARTINI, *del Cholero indico*, p. 222.)

en rayons excentriques, à l'instar des taches d'huile sur le drap, et ne jamais figurer sur la mappe-monde des lignes tortueuses de l'Indostan aux rives du Volga, et de celles-ci à celles du Danube, de la Tamise et de la Seine. Que de villes ont été aussi épargnées par cette maladie, quoique comprises dans la ligne spéciale géographique de M. Moreau de Jonnès! Si la maladie eût été de nature contagieuse, il lui eût fallu quinze ans pour arriver de l'Indostan à Paris.

Nature du Miasme cholérique.

Quoique je connaisse toute la difficulté qu'il y a à déterminer la nature du miasme producteur du choléra, dans l'intérêt de l'art, non-seulement je ne dois point m'arrêter devant cet obstacle, mais je dois chercher à exposer et à éclairer l'opinion la plus vraisemblable parmi toutes celles qui ont été émises jusqu'à ce jour sur ce sujet. J'avouerai d'abord que je ne puis admettre les différentes hypothèses, que le germe de cette maladie est dû à de simples altérations atmosphériques [1], à l'influence des astres, à des modifica-

---

[1] Lorsque le choléra-morbus exerçait le plus fortement ses ravages à Paris, et qu'un grand nombre d'habitans s'empressaient de déserter la capitale, chaque médecin cherchait à reconnaître les causes productrices de ce fléau. En ma qualité de membre de la Commission sanitaire du quartier de l'Ecole-de-Médecine, je crus devoir joindre mes efforts à ceux de tant d'hommes honorables. L'air devint le sujet de mes investigations, avec d'autant plus de raison qu'une commission venait

tions particulières des corps impondérables , à des particules minérales soupçonnées dans l'air [1], à des émanations de la terre, à la nourriture par du riz gâté et corrompu, enfin par un venin *sui gene-*

d'être nommée pour entreprendre une série d'expériences eudiométriques. Je m'empressai donc d'analyser l'air sur vingt points de Paris, à diverses hauteurs, et dans les lieux les plus sains et les plus insalubres. Ces localités sont : l'Observatoire, le pont des Arts, Montmartre, le pont Saint-Michel, le mont Calvaire, le théâtre Comte, le Père-Lachaise, la rue du Temple, le bois de Boulogne, la rue Mouffetard, les Tuileries, la rue de la Mortellerie, le Luxembourg, la rue de la Huchette , le Jardin-du-Roi, la place de la Cité, la place Vendôme, la place de Grève, la rue de la Clef, les salles des cholériques de l'Hôtel-Dieu.

Les résultats de ces analyses, que je transmis le 13 avril à MM. le ministre du Commerce et le préfet de Police, et qui furent publiés dans tous les journaux, ces résultats, dis-je, sont que les diverses espèces d'air contenaient : azote, 79°, oxigène, 21°, c'est-à-dire les proportions exactes des principes constituans de l'air le plus pur. Ces expériences s'accordent très-bien avec environ cinquante autres que j'avais déjà faites dans des contrées marécageuses, à Barcelone, pendant que la fièvre jaune y régnait, sur le sommet du Canigou, dans les plaines de la Salanque, les hospices, les prisons, etc. ; expériences qui sont consignées dans mes Recherches sur l'air, couronnées par l'Académie royale des Sciences de Lyon.

J. F.

[1] M. Cagniard de la Tour, d'après l'analyse d'une prétendue aérolithe, a supposé que le cuivre pouvait exister dans l'air. Dans notre travail sur les erreurs populaires et médicales sur le choléra, nous avons réfuté pleinement cette hypothèse.

J. F.

ris, fixe et non transmissible que de corps à corps.

Bien loin de partager au contraire cette opinion, je pense qu'il existe un miasme cholérique dû à des êtres organiques vivans, et invisibles, lesquels, suspendus dans l'air, sont chariés çà et là comme les accidentelles ou périodiques émigrations des sauterelles, et que l'atmosphère, agitée par les vents, contribue à les transporter et même à leur faire outrepasser de grandes distances [1]. Ces atômes se mouvant comme

[1] L'air peut être stagnant dans un appartement fermé, une cour étroite, des rues également étroites et sinueuses, enfin dans toutes les localités où il ne peut s'établir de courant; hors de ces cas, l'air parcourt plus ou moins rapidement la surface du globe. Ainsi le vent, qui n'est que de l'air agité, parcourt en *une heure*, d'après le calcul de Smeaton :

1°. Vent à peine sensible, 3,214 mètres, ou deux tiers de lieue.

2°. Vent doux, 8,035 mètres, ou un peu plus d'une lieue et demie.

3°. Vent élevé, 56,245 mètres, ou près de onze lieues.

4°. Le vent très-élevé, 72,315 mètres, ou plus de quatorze lieues.

5°. Les vents d'ouragan, de dix-huit à vingt-quatre lieues.

Il est aisé de voir que les vents renouvellent constamment l'atmosphère d'une localité, et que, s'ils peuvent, dans l'hypothèse de M. Mojon, enlever les miasmes animés d'un pays, ils peuvent aussi en infecter d'autres. La rapidité des vents, ne permettant pas à ces germes cholériques de faire la moindre station, expliquerait la cause qui fait outrepasser au choléra de grandes distances : la diminution même ou la cessation de ces vents, en abondant dans l'hypothèse de l'auteur, permet-

les monades, peuvent se multiplier partout où ils trouvent des circonstances qui favorisent leur production. Je crois enfin qu'à ces insectes seuls doit être attribuée la cause efficiente de la maladie indienne qui afflige maintenant l'Europe.

En émettant cette opinion, je n'ai point la prétention d'établir une priorité d'idées, puisque cette même opinion a été déjà professée par plusieurs auteurs modernes, et spécialement par l'homéopathique Hanemann, Lamotte, et par Néale. Aux diverses preuves que j'ai recueillies pour soutenir l'opinion du miasme cholérique, j'en ai joint d'autres encore plus propres à la consolider.

Je conçois la grande objection que me feront ceux qui ne partagent point mon sentiment. Montrez-nous, me diront-ils, ces *monades*, ces insectes ? A quel

trait aux miasmes animés de s'arrêter et de se fixer dans les localités où les circonstances favorables à leur développement se trouveraient réunies. Ainsi les vents ne feraient que déplacer les miasmes. Cette propriété qu'ils ont de contribuer ainsi à la salubrité des grandes cités, etc., est connue de temps immémorial. C'est ce qui a fait dire au psalmiste que Dieu tirait les vents de ses trésors : *Qui eduxit ventos e thesauris suis.* Sénèque a ajouté : Afin qu'ils purifiassent l'air : *Ventos disposuit ut aëra redderent vitalem.* Cette utilité des vents était si connue des Romains, qu'ils divinisèrent le vent du nord-ouest, connu sous le nom de *Circius*, et de nos jours sous celui de *Cers. Infestat Galliam Circius, cui ædificia quassanti. Tamen incolæ gratiam agunt, tanquam salubritatem cœli sui debent ei. Divus certe Augustus templum illi, cum in Gallia moraretur, et vovit et fecit.*　　　J. F.

ordre, à quel genre, à quelle espèce appartiennent-ils?
de quoi se nourrissent-ils? etc. Si la connaissance qu'on
a des familles des insectes les plus communs et que
nous voyons journellement est très-imparfaite, tant
relativement à leur manière de vivre, qu'à leur fin et à
leur mode de propagation, il sera aisé de reconnaître
combien une pareille demande est oiseuse. Nous pour-
rons seulement répondre que nous admettons beaucoup d'autres choses que nous ne saurions voir et des-
quelles nous ignorons un grand nombre de particularités. Si, au moyen de l'hypothèse du miasme animé,
je parviens à expliquer plus plausiblement, qu'avec
tous les autres moyens présentés jusqu'à présent,
tous les différens phénomènes que présente le choléra
asiatique, pourquoi ne lui donnerais-je point la préférence jusqu'à ce que l'observation nous en ait donné
une meilleure.

D'autre part, l'idée d'appliquer le miasme animé au
choléra-morbus, fut également suggérée pour d'autres maladies, à des écrivains anciens et modernes
du plus grand mérite. Parmi ceux qui ont attribué
la peste à de très-petits insectes, nous citerons Varron [1], Lucrèce, Columelle, Vitruve, Kircher, Co-
grossi et Valisnieri. Cette opinion des miasmes animés fut plus fortement soutenue encore par Lange [2],
Lancisi, Plancir, Fabre et Linnée [3]. En 1720, Paul

---

[1] *De Re rustica,* lib. I.

[2] *Miscellanea Medica curiosa.*

[3] *Exanthema vitæ.* Upsal, 1557.

Ricca, médecin de Turin, assure que plusieurs auteurs ses contemporains pensaient que la peste, les pétéchies et autres maladies communicables étaient dues à des animaux parasites [1]. Scuderi partagea cette opinion. Rasori dit que la nature de la contagion est due à des êtres organiques d'une espèce parti-

---

[1] Aux citations du professeur Mojon, nous ajouterons les suivantes :

En 1798, Moufflet (*Theatrum insectorum*) attribua, d'après Varron, les effets délétères des marais à des insectes imperceptibles qui s'exhalent de ces lieux.

En 1650, Aug. Hautman (*Epistola prœliminaris, tractatus de vivo motu*, Magasin de Francfort, 1650) regarda les animalcules comme la cause des maladies les plus terribles.

En 1704, l'on inséra, dans le Journal des Savans, l'extrait d'une dissertation dont l'auteur cherchait à établir que tout espace est rempli de vers et d'œufs imperceptibles à la vue, qui causent la plupart des fièvres malignes et les maladies contagieuses.

Hartsoëker (Recueil de Pièces physiques, p. 32) assure que la peste et toutes les maladies contagieuses et épidémiques sont causées par des insectes.

En 1662, Ant. Pleniz soutint que toutes les épidémies de petite-vérole, de rougeole, etc., ainsi que toutes les maladies contagieuses, étaient dues à des milliers d'animalcules que l'air transportait d'un lieu dans un autre. (*Opera medica physica.*)

Desault (Dissertation sur la Rage et les Maladies vénériennes) dit que toutes les maladies contagieuses, telles que la petite-vérole, les fièvres malignes, l'hydrophobie, la vérole, le charbon pestilentiel, etc., étaient dues à des vers imperceptibles qui se fixaient d'un corps dans un autre.

Legendre (Traité de l'Opinion) assure que, si le miasme de la peste se conserve dans les ballots et étoffes de laine, c'est que

culière et déterminée. Puccinotti et Targioni adoptent cette idée ; enfin Acerbi, dans son ouvrage sur les maladies pétéchiales, assure que la cause de la contagion en général doit être cherchée toujours dans la série des êtres organisés vivans.

Ces citations sont suffisantes, je pense, pour démontrer que je n'ai point la prétention de donner à mon opinion l'importance de la nouveauté. Mes recherches n'ont d'autre but que d'ajouter un plus grand degré de probabilité à l'hypothèse que le miasme cholérique est formé d'atômes vivans. Je ne désespère pas même qu'un jour ces atômes ne deviennent visibles, s'il est vrai que dans l'Amérique il a été naguère construit un microscope capable de grossir un objet cinq millions de fois. En attendant, je me servirai du

cette espèce de vers pestilentiels s'attache aux laines comme la plupart des vers.

A ces observateurs, nous ajouterons Adam Freer (*de Syphilide venerea*); de Bonono, Ant. Didier (*de Morbis venereis*, 1723); Baecknow (*Amœnitates academicœ*); de nos jours, John Crawford de Baltimore (Remarques sur les Quarantaines) a voulu prouver que la fièvre jaune, ainsi que toutes les affections fébriles, étaient dues à une action animalculaire sur le corps humain. Enfin, Limouzin-Lamothe a adressé, le 20 mai 1832, à l'Académie royale de Médecine un Mémoire spécial sur les animalcules auxquels il attribue la production du choléra.

Quoique nous ne partagions point l'opinion du docteur Mojon, nous avons cru devoir ajouter aux faits qu'il a présentés la série de ceux que nous avions déjà recueillis.

J. F.

microscope intellectuel pour reconnaître l'existence des insectes cholérifiques.

Réaumur avoue qu'avant de se convaincre que le *kermès ilicis* est un insecte, il fut obligé de l'examiner pendant un an. Qui aurait dit, il y a environ cent cinquante années, qu'une goutte d'eau ou de vinaigre pussent contenir des milliers d'animaux infusoires? Qui aurait cru, jadis, que plusieurs maladies des moutons, des bœufs, des chevaux, etc., fussent occasionées par des *ichneumons*, des *cynis*, des *spcs*, et par beaucoup d'espèces d'êtres qui vivent et se multiplient dans le ventre de ces animaux? Baron parle d'une épizootie qui se manifesta parmi les gallinacées de la Lombardie en 1783, qui était due à des insectes particuliers. Cette maladie était caractérisée par des vomissemens, la diarrhée, des coliques et des convulsions. On trouvait constamment, dans le gosier des poulets qui mouraient, une grande quantité de larves de la mouche carnassière, et dans le tube intestinal beaucoup d'ascarides et quelquefois des tænias filiformes. La fougère mâle fut un remède très-utile pour combattre cette maladie.

Les agriculteurs ont appris, par les recherches des naturalistes, que beaucoup des maladies des plantes sont dues à quelques insectes. Les forèts de pins de la Germanie ont été, en divers temps, horriblement ravagées par un petit insecte qui appartient au genre *bostrichus*. Cet insecte, à l'état de larve, ne se nourrit que de l'écorce des arbres, qu'il attaque avec tant de force, qu'on peut compter jusqu'à quatre-vingt mille larves sur un arbre seul. Les ravages que cet insecte produit dans les forêts sont tels, qu'on a souvent imploré l'assistance céleste pour arrêter ce fléau.

En 1663, cette espèce de peste végétale occasiona en Allemagne des pertes incalculables. Au commencement de ce même siècle, elle parut de nouveau dans les forêts du Hartz. Elle redoubla ses ravages en 1757 et 1758, et s'y montra encore en 1759. Dans trois ans, elle avait déjà détruit des forêts entières. Le nombre d'arbres qu'elle fit périr, seulement dans le Hartz, s'élève à un million et demi. Les habitans de ces vastes contrées se virent menacés de suspendre totalement le travail des mines, à cause de la rareté du combustible, et, par suite, d'une ruine totale. A cette époque, les *bostrichi*, parvenus à l'état d'insectes ailés, émigrèrent comme les abeilles dans la Franconie, etc., pour y porter les mêmes ravages.

Les parcs de Saint-James et de Hyde offrirent de 1820 à 1824 plusieurs exemples de semblables ravages produits par des insectes, d'autre genre, il est vrai, mais appartenant à la même famille du *bostrichus topographus*. On observa que tous les ormes de ces lieux se détérioraient promptement. Au printemps on voyait éclore les feuilles avec toute la pompe d'une riche végétation ; bientôt après, elles tombaient toutes, comme si elles eussent été frappées de la foudre. L'écorce se détachait du tronc, et beaucoup de ces arbres, avant la fin de l'été, n'étaient bons qu'à brûler. Des allées entières furent ainsi détruites, et le parc fut menacé de perdre complètement cette apparence d'antiquité que l'esprit aime à y retrouver.

Comme ceux qui étaient commis à la conservation de ces arbres ignoraient totalement la cause de ces dégâts, et, d'autre part, comme il était évident qu'ils mouraient par suite de la perte de leur écorce, on promit de décerner des récompenses à ceux qui découvriraient les coupables : ce fut en pure perte, comme on le pense bien. On observa que ces arbres n'étaient écorcés que jusqu'à la hauteur où un soldat pourrait atteindre avec sa baïonnette; cela suffit pour faire tomber le soupçon sur quelque misérable recrue, et plus d'un fut incarcéré sans pour cela que le mal cessât d'augmenter.

Pendant ce temps, les ormes de Camberwel offrirent le même phénomène, qui fut attribué aux effets du gaz qui s'exhalait des tubes qu'on avait placés depuis peu de temps pour éclairer les rues ; en conséquence, la compagnie qui avait l'entreprise de l'éclairage eut un procès à subir à ce sujet [1].

Dans cet état de choses, Sharpe-Maclay, naturaliste distingué, fut chargé par le directeur de ces parcs de faire un rapport sur leur dégradation au lord de la Trésorerie. Dans ce rapport, Maclay prouva que tous ces ravages végétaux avaient été produits par un très-petit insecte appartenant à la même fa-

[1] Ces erreurs populaires ont quelque analogie avec celles que j'ai signalées dans l'ouvrage que j'ai eu l'honneur de présenter à **M.** le ministre des Travaux-Publics, au sujet des prétendus empoisonnemens des boissons et alimens pendant l'invasion du choléra.   J. F.

mille de ceux qui avaient détruit les forêts de pins dans l'Allemagne, et que l'on nomme *hylesinus destructor*. Nous prions le lecteur de nous pardonner cette digression ; les faits que nous venons de rapporter pourront peut-être un jour indiquer quels sont les points d'analogie qui pourraient exister entre les *bostriques topographiques* et les *hilésines destructeurs* avec les *monades cholérifères*.

Les premiers émigrèrent par essaims des forêts du Hartz à celles de la Servie, de la Franconie et de l'Angleterre, en détruisant d'immenses forêts, et ces derniers se transportèrent d'Asie en Europe en moissonnant des populations entières [1]. Les premiers donnèrent lieu à des incarcérations et à d'injustes procès, et ces derniers à des révoltes, à des massacres de médecins en Hongrie [2], et à des égorgemens et

---

[1] Nous citerons, en faveur de l'hypothèse du miasme animé, l'observation du docteur Brière de Boismont, au sujet d'un grand nombre de cholériques (par douzaines) placés quinze jours de suite dans le même lieu. Des pluies abondantes arrêtèrent le progrès du mal comme par miracle ; ce que l'auteur pense ne s'accorder nullement avec l'idée d'un principe contagieux transmissible d'un corps solide à un corps solide, tandis que cette observation se concilie très-bien avec la supposition d'insectes animés voltigeant dans l'air, que la pluie dissipe et que le beau temps ramène.

[2] Indépendamment des dangers que courent plus particulièrement les médecins en se dévouant au traitement des malades, et en vivant presque constamment au milieu d'une atmosphère délétère, ils ont encore à craindre l'assassinat pour prix de leurs bienfaits. Ainsi, quand la fièvre jaune se déclara

dès noyades à Paris [1] : voilà le fruit de l'ignorance !
Un naturaliste montra enfin l'insecte dévastateur des

à Barcelonne, la population de Barcelonnette accueillait à
coups de fusil les médecins qu'elle accusait d'empoisonner les
malades avec l'acide sulfurique : bien plus, notre honorable
ami le docteur Balli, qui avait signalé l'apparition de cette
maladie, vit sa maison saccagée, et n'échappa à la mort que
par une prompte fuite. Quand la mort eut frappé un grand
nombre de victimes, alors l'opinion populaire changea. Au
milieu des dangers, les médecins sont invoqués comme des
dieux; n'a-t-on plus besoin de leur secours, ils sont oubliés
comme eux : et cependant, telle est la sublimité de leur pro-
fession, qu'ils ne sauraient se venger de cette indifférence que
par de nouveaux bienfaits.   J. F.

[1] Lorsque les fauteurs de troubles eurent propagé cette
funeste idée des empoisonnemens des boissons et des comestibles, et que les assassinats et les noyades furent les suites de
ces horribles calomnies contre l'autorité, je crus que le meil-
leur moyen d'y mettre un terme était de prouver par l'analyse
chimique la fausseté de ces accusations. En conséquence,
j'analysai plus de six cents espèces de vins ou eaux-de-vie,
deux cent cinquante échantillons de charcuterie, et trois cent
vingt de pain, ainsi que divers autres comestibles, et j'eus le
plaisir de reconnaître que toutes ces boissons et ces alimens
étaient d'excellente qualité. Ces résultats furent transmis, le 3
et le 6 avril, à MM. le ministre du Commerce et des Travaux
publics et à M. le préfet de police, qui les firent afficher dans
Paris et publier dans tous les journaux; ces magistrats dai-
gnèrent m'écrire diverses fois que mes travaux avaient puissamment contribué à arrêter les assassinats. Les éloges que
m'ont donnés les autorités, et particulièrement M. le comte
d'Argout, au nom du gouvernement, sont tels, que je conserve
précieusement ces lettres comme une des plus précieuses récompenses.   J. F.

forêts ; qui pourra nier qu'un jour un autre savant, encore plus heureux, ne pourra point également démontrer l'insecte cholérifère destructeur des populations [1] !

Inductions pourquoi le choléra est endémique dans l'Inde et qu'il est passé en Europe.

Il me paraît que l'hypothèse de la nature animale et vivante du miasme cholérique se prête beaucoup mieux qu'aucune autre à l'explication du plus grand nombre de phénomènes que présente cette maladie, tant pour ce qui regarde son origine, sa marche, ses progrès et sa cessation, que pour les moyens préservatifs qu'elle réclame, les symptômes qui lui sont propres et qui la caractérisent, la médication la plus convenable ; enfin par les traces qu'on en aperçoit sur les cadavres.

Nous dirons d'abord que le choléra est une maladie endémique dans beaucoup de pays des Indes-Orientales, mais plus particulièrement dans le Delta du Gange, le long de la côte de Coromandel, lieux

---

[1] Il semblerait que les insectes cholérifères devraient être rangés parmi les animaux parasites, puisqu'on voit que la réunion d'un grand nombre de personnes, qu'un grand nombre de bêtes de somme, comme dans les caravanes et les armées, que dans les villes populeuses où les habitans sont entassés, là ces insectes se rassemblent, se propagent, et exercent plus fortement que partout ailleurs leur activité morbifère.

où les fleuves, ayant une grande surface, arrivent lentement à la mer, formant çà et là des lacs marécageux qui sont très-malsains, ces régions étant situées entre le 10° et le 22° de latitude, et par suite sous le soleil le plus ardent. L'on sait que les marais de Saleron sont dans un état continuel de putréfaction, et qu'ils produisent des maladies particulières et mortelles [1], particulièrement en octobre et novembre, quand la chaleur solaire favorise l'évaporation de l'eau, et achève la putréfaction végétale et animale. Quoiqu'il soit ordonné par la religion de brûler les cadavres humains et d'en jeter les cendres dans le fleuve, plus d'une fois cette coutume est violée ou mal observée ; car les cadavres sont à peine rissolés, si l'on peut se servir de ce cette expression, qu'ils sont jetés à l'eau, ou bien qu'ils ne subissent qu'une légère et imparfaite combustion. Le docteur Julien dit qu'on voit chaque jour épars çà et là, le long du Gange, cent cinquante corps putréfiés, et, dans les lieux où l'on remarque des engorgemens d'eau, on trouve des encombremens de cadavres. Chaque rivière qui se jette dans le Gange lui porte son tribut mortifère. Malgré cela, les eaux sacrées de ce fleuve sont la boisson nécessaire des vivans et le dernier asile des morts.

Dans les environs de Calcutta, au rapport de cet auteur, dans les saisons pluvieuses, il se forme des marais très-étendus couverts d'herbes et de roseaux,

---

[1] *Voyez* mes Recherches chimiques et médicales sur l'air marécageux.　　　　　　　　　　　　　J. F.

dans lesquels existent une immense quantité de substances organiques végétales et animales en état de putréfaction, qui imprégnent l'air de miasmes mortels. Peut-on être surpris que, dans une atmosphère remplie de principes morbides, il ne puisse naître des insectes mortifères, surtout pendant les saisons chaudes? En effet, des voyageurs dignes de foi m'ont assuré qu'un des plus grands maux de ceux qui séjournent dans ces localités provient des insectes de toute espèce, dont le nombre est si grand qu'il obscurcit parfois l'atmosphère. Pour s'en préserver, les habitans sont obligés de se couvrir la figure pour se garantir de leur piqûre, et les pauvres, qui vont presque nus, oignent leur corps d'huile, non-seulement pour diminuer l'effet de l'ardeur des rayons solaires sur la peau, mais encore pour prévenir les douloureuses piqûres de tant d'insectes. Parmi ces animaux, je crois qu'il doit s'en trouver d'imperceptibles et d'inconnus qui sont la cause efficiente de l'irritation *gastro-entérique*, premier symptôme de la maladie; à celui-ci se lient ensuite tous les autres symptômes qui la caractérisent. Qu'on ne pense point que je place uniquement le foyer cholérifère dans le contact de la muqueuse intestinale, parce que tant le système cutané que la respiration peuvent peut-être aussi servir de voie à ces insectes pour se disséminer dans l'intérieur du corps où, suivant les circonstances favorables, ils se développent et se multiplient. Voilà la raison pour laquelle cette maladie est endémique, depuis les temps les plus reculés, dans l'Inde, et, quoique y circonscrite, a pu se propager jusqu'à nous, seulement depuis quinze ans, traversant une étendue immense de pays, et conservant presque son premier caractère meurtrier.

Si l'on considère, 1° qu'en 1817, pendant deux saisons consécutives, il régna le long des côtes du golfe du Bengale une constitution atmosphérique très-extraordinaire, et que la saison, au lieu d'être, comme de coutume, très-chaude et sereine, fut au commencement très-froide et très-brumeuse; 2° qu'il tomba des pluies fréquentes dans les temps où il règne ordinairement la plus grande siccité, lesquelles produisirent de grandes inondations, telles qu'on n'en avait jamais vues le long du Delta du Gange; 3° que la saison pluvieuse fut très-chaude, les nuits froides et venteuses; 4° enfin, que la récolte du riz, et en général de tous les végétaux, fut cette année-là très-mauvaise; si l'on fait attention à tous ces faits, il ne paraîtra point étrange que la maladie, jusque-là endémique dans ces lieux, en prenant un développement extraordinaire, le miasme qui la produit a pu passer dans des pays lointains, où, rencontrant des circonstances propres à son développement, il a pu naître, et se propager ensuite jusqu'à nous. Personne n'ignore qu'après les grandes pluies, les orages et les grandes inondations, les insectes émigrent par essaims à d'immenses distances, et que, retrouvant dans les régions lointaines les circonstances qui favorisent leur multiplication, ils s'y arrêtent quelque temps, pour passer de-là dans d'autres lieux, et faire naître chez les habitans [1] des maladies particulières et suivant leur nature.

Les entomologistes savent fort bien que beaucoup d'espèces d'insectes ailés émigrent par essaims, comme les oiseaux, et se transportent dans des pays très-lointains, comme certaines sauterelles qui se rendent de climats plus chauds en Angleterre.

En 1748, l'*acridium migratorium* se répandit en troupes immenses de l'Orient jusque dans la Germanie, dans la Hollande et dans la Servie. Adanson, dans son Voyage au Sénégal, s'est exprimé en ces termes : « En février, vers les huit heures du matin, planait au-dessus de nous une nuée épaisse qui obscurcissait l'air en interceptant les rayons solaires. Nous reconnûmes que c'était une nuée de sauterelles à environ cent et quelques pieds au-dessus, sur une étendue de plusieurs lieues ; enfin une immense quantité de ces animaux tombèrent sur terre en forme de pluie, dévorèrent tout ce qu'il y avait de verdure, et continuèrent leur voyage. Ce nuage animé avait été porté par un fort vent d'est. Les cousins et autres insectes ailés émigrent pareillement à de très-grandes distances sous forme de nuées, de la même manière que les abeilles voyagent, par milliards, de l'Amérique septentrionale à l'Amérique méridionale. »

---

[1] *Regem locusta non habet et egreditur universa per turmas suas.* Prov. xxx, 27.

Inutilité des cordons sanitaires sur la frontière.

C'est une chose indubitable que beaucoup d'insectes sont transportés par l'air à d'immenses distances; quelle difficulté y a-t-il donc à admettre que les insectes producteurs du choléra peuvent voyager de Pékin et d'Astrakan à Moscou, à Pétersbourg, et de-là dans la Pologne, l'Allemagne, la Prusse, l'Angleterre et la France? En suivant ainsi la direction des vents, les cours des fleuves et les bords des mers, ils peuvent y séjourner plus ou moins, suivant qu'ils y rencontrent la misère, des habitations malsaines, l'air imprégné d'exhalaisons putrides; enfin les autres causes qui favorisent la vie, la nutrition, et peut-être même la propagation de ces atômes organiques et vivans. Il est bien reconnu que là où est plus de putridité et d'humidité, là se trouvent beaucoup plus d'insectes. En admettant cette vérité, il n'est pas étonnant que les cordons sanitaires, établis jusqu'à présent par les gouvernemens de Russie, d'Autriche et de Prusse, n'aient point empêché leurs capitales des invasions du choléra-morbus : l'on n'arrête point les insectes avec des baïonnettes.

Les trois gouvernemens précités, ayant enfin reconnu que les cordons sanitaires n'étaient point un frein propre à arrêter la marche du choléra, se sont empressés de les détruire dans leurs États. Ces sages déterminations mirent fin à ces funestes et désastreuses conséquences, auxquelles donnèrent lieu les mesures sanitaires forcées de Kœnisberg, Dantzick, Ostrowo, Stettin, Toëpen, Berlin, etc. Les populations demeurèrent convaincues que le choléra-morbus n'est point une maladie contagieuse pour exiger la suspension du commerce, le dépérissement des marchandises et l'isolement des voyageurs ; enfin, que cette maladie ne doit point faire taire dans le cœur humain les sentimens les plus doux de la nature, ni rompre les liens sacrés des familles pour abandonner nos parens, nos amis les plus chers à des mains mercenaires.

Je fus témoin à Paris du terrible et cruel effet produit par le mot *contagion* dans plusieurs familles, pendant que le choléra-morbus y exerçait le plus ses ravages. Pour beaucoup de malades, le nom de contagion équivalait à une sentence de mort. La répugnance de beaucoup de personnes, écrivaient les docteurs Frosse et François, à donner des soins aux cholériques, a fait plus d'une fois maudire l'imprudente facilité avec laquelle on a donné au public des faits vagues et incertains comme des preuves évidentes de la contagion du choléra. Je ne voudrais certainement pas proscrire les mesures sanitaires, mais je ne voudrais conserver que celles qui sont absolument nécessaires, en excluant celles qui sont prises sur les frontières des États auxquelles on donne le nom abusif de *cordons sanitaires*. Ceux-ci, bien loin de préserver un pays d'une maladie de nature miasmatique, comme est le choléra, portent l'épouvante dans les populations et les prédisposent à le contracter. En outre, ils exaspèrent le public, paralysent le commerce, appauvrissent le pays, et font qu'on néglige dans l'intérieur de prendre des mesures plus nécessaires et bien plus utiles dont nous parlerons bientôt.

Facilité du miasme cholérique à se propager et à vivre dans les climats, et circonstances diverses.

Il n'est point étonnant que l'insecte que je soupçonne être la cause efficiente du choléra, puisse exister sous le ciel, le climat et les circonstances diverses qui existent dans les Indes-Orientales où il est indigène, tandis qu'il est reconnu qu'il est beaucoup d'insectes qui s'accommodent aux vicissitudes de tout genre, et spécialement des localités, lesquels deviennent cosmopolites, suivant les années et les saisons. Les animaux infusoires sont eux-mêmes, tantôt sous les cercles polaires, et tantôt sous l'équateur. Le pou de l'homme, le cousin et la mouche domestique sont maintenant répandus dans toutes les parties du monde. La *lapisma saccarina*, originaire d'Amérique, est maintenant très-commune dans toute l'Europe. Linné assure que la punaise n'est point d'origine européenne; elle ne fut connue en Angleterre que vers 1670. La *blatta orientalis* est maintenant répandue dans presque toutes les contrées. De Luc, Niche et Bosc font observer que les insectes et la vermine, plus qu'aucune autre classe d'animaux, naissent, prospèrent, et se multiplient dans des circonstances locales et sous des climats tout-à-fait différens.

La marche du choléra, *par sauts*, parcourant de grandes lignes inoffensivement, pour s'arrêter et envahir seulement, généralement parlant, quelques grandes villes, s'explique facilement par notre hypothèse, parce que les insectes ne s'arrêtent point s'ils ne doivent point trouver leur *pâture* et les circonstances favorables à leur existence ; et, cela est certain, ces insectes réunis s'arrêtent principalement dans les grandes et populeuses cités. Telles sont celles par lesquelles les invasions en Europe ont eu lieu, principalement les capitales dans lesquelles ils ont sévi particulièrement contre la classe des habitans pauvres, sales, mal nourris, et logés dans des lieux humides et resserrés, où les insectes trouvent les conditions meilleures pour leur existence qu'auprès des personnes riches et aisées [1]. Si parmi ceux-ci on compte des victimes de ce fléau, elles se trouvent principalement parmi ceux qui, oubliant tout précepte hygiénique, se sont livrés à des excès de tout genre, comme le manger, la boisson, le coït, etc.

J'ai observé à Paris que le plus grand nombre des victimes du choléra était parmi les personnes qui habitaient les rues qui sont situées tout le long de la

[1] Sunderlan nous en a fourni un exemple frappant. Au rapport de MM. Magendie, Delpech et Coste, le quartier bas et resserré de la ville, où se trouve entassée la classe ouvrière et misérable, fut décimé par le choléra, tandis que la partie élevée, qui est habitée par la classe aisée, en fut presque entièrement préservée.

J. F.

Seine [1], au rez-de-chaussée ou au premier étage ; parmi les gens pauvres, les peureux [2], les gens colères, les cachétiques, les valétudinaires et les ivrognes.

Des faits analogues et d'égales circonstances furent observés à Varsovie, Berlin et Londres. Dans beau-

[1] Nous pouvons ajouter que c'est principalement sur la rive gauche de ce fleuve que le choléra a sévi avec plus de force, ce que l'on attribue à l'effet des vents les plus ordinaires qui soufflent du côté opposé.   J. F.

[2] L'on ne saurait révoquer en doute l'influence du moral sur le physique, et, par suite, cette même influence que les émotions vives peuvent exercer sur la production des maladies, principalement la peur et tout ce qui débilite l'économie animale. Malgré cela, nous ne craignons pas d'affirmer que la crainte ou la peur du choléra n'en saurait être, en général, une des causes productrices. Je ne prétends pas nier que la terreur, en apportant le trouble dans tous les sens, ne facilite le développement du germe cholérique ; mais en examinant attentivement ce qui s'est passé à Paris, l'on verra que, lors de l'invasion du choléra et pendant son développement, la plus grande partie de ses victimes furent : 1° parmi ce grand nombre de gens qui vivent, comme on dit, *du jour au lendemain,* sans nul souci, fréquentant les barrières et les estaminets ; 2° des militaires dont la plupart révoquaient en doute l'existence de cette maladie même ; 3° des aliénés de Bicêtre et de la Salpêtrière, qui certes n'avaient pas peur ; 4° des généraux, des hommes d'Etat, des magistrats, etc., qui, par leurs antécédens, s'étaient montrés inaccessibles à la crainte ; 5° les femmes, en général bien plus timorées que les hommes, ont compté moins de victimes, à Paris, que les hommes ; 6° enfin, si la peur eût pu produire le choléra, les neuf dixièmes de Paris eussent été cholérifiés.   J. F.

coup de villes de la Perse, d'après le docteur Cormik,
le choléra commença dans les parties les plus basses
et les plus encombrées de pauvres gens. Les docteurs
Buffini et Sordelli disent que si le choléra occasiona
d'horribles ravages dans la Gallicie, ce fut parce qu'à
la malheureuse situation des localités se joignaient la
disette et la malpropreté des maisons et des personnes. Brière de Boismont assure que la majorité
des cholériques de Varsovie étaient des malheureux
plongés dans la plus affreuse misère, habitant dans
des lieux resserrés, insalubres et situés le long des
rives de la Vistule, dans des maisons, construites la
plus grande partie en bois, très-sales, obscures,
remplies d'ordures, et telles enfin qu'il s'en dégageait
des gaz délétères auxquels se joignait l'humidité du
fleuve. Ces malheureux ne se lavaient point, se pei-
gnaient très-rarement, se nourrissaient très-mal :
c'étaient des *nids ambulans d'insectes*. Je dirai
enfin, relativement à la marche du choléra, qu'on
voit clairement que, partout où il a exercé ses ravages, on trouve les circonstances favorables et nécessaires pour fixer et servir au développement de tous
les genres d'insectes, tandis qu'au contraire il s'est
éteint promptement ou ne fut point meurtrier dans
les pays où ces circonstances n'existent point.

Je ne nierai point que, parfois, les nombreuses caravanes, les gros navires et les armées n'aient pu
servir de moyen de transport au germe ou foyer de
cette maladie, parce qu'il est aisé d'admettre que les
insectes cholérifères peuvent trouver une nourriture

favorable au sein de ces grandes masses ambulantes de bestiaux et d'hommes sales, mal nourris, qui deviennent en même temps moyen de transport et centre d'infection. Mais je n'admettrai jamais qu'un homme isolé, parcourant un grand espace de chemin, puisse porter autour de lui un petit nuage de ces monades propre à devenir un centre d'infection dans une cité éloignée. Cinquante mille ouvriers s'enfuirent de Moscou : à peine le choléra s'y fit sentir ; beaucoup d'entre eux étaient déjà atteints de la maladie et plusieurs en moururent. Malgré cela, le choléra ne s'étendit pas autour d'eux.

Une dame quitta Paris au mois d'avril, éprouvant déjà les symptômes précurseurs du choléra. A peine fut-elle arrivée à Lyon, que la maladie se déclara et l'enleva. Dans la chambre de l'auberge où elle était morte se trouvaient dans l'épouvante les personnes qui l'avaient servie. L'autopsie ayant été faite, personne ne contracta la maladie : il en fut de même du grand nombre de celles qui l'avaient touchée [1]. Les

---

[1] Aux divers faits de ce genre, recueillis par mes confrères ou publiés par les journaux, j'en ajouterai un qui m'est propre. Mlle Eugénie M*** quitta, au mois de mai, Paris pour habiter Sceaux. Le surlendemain de son arrivée, elle fut atteinte du choléra. A mon arrivée, je trouvai la malade avec des crampes, des vomissemens, diarrhée, douleurs d'estomac très-fortes, délire ; enfin, le plus grand nombre des plus terribles symptômes du choléra, hors la cyanose. Malgré la gravité de son état, j'eus le bonheur de la sauver. Sceaux est une localité très-saine, où, quoiqu'il ne soit qu'à environ deux lieues de

journaux français ont cité un grand nombre d'exemples semblables. Les personnes enfin qui appro-
chaient des malades isolés ont eu pour ainsi dire un
brevet d'impunité.

Les fauteurs de l'hypothèse qui admet, comme
cause productrice de toutes les contagions, des êtres
organiques vivans de la famille des insectes ou de
très-petits vers parasites, ne partageront probablement pas mon sentiment contre le caractère contagieux du choléra asiatique; mais je leur ferai observer
que je ne diffère de leur opinion, que par ce point
que le principe efficient du choléra est dû à des monades ailés transmissibles, ou mieux transportables,
par l'air, à d'énormes distances, tandis que les insectes
produisant les maladies proprement dites contagieuses, sont sans ailes, et par suite ne sont transportables qu'au moyen des corps solides auxquels ils s'ap-
pliquent, et par lesquels ils peuvent transmettre la
contagion. Cela admis, l'on pourrait regarder les maladies miasmatiques comme étant dues à des insectes
ailés, et les non miasmatiques à d'autres non ailés. Les
premiers réclament dans les villes des précautions
purement hygiéniques et de police médicale; les se-
conds exigent des quarantaines, des cordons sanitaires de frontières, des isolemens, etc.

Quoique les choléra indien se soit manifesté en Europe pendant les températures extrêmes de chaud et

Paris, on n'a pas compté d'autre vrai cholérique que made-
moiselle M***.   J. F.

de froid, pendant les temps calmes ou orageux, pendant la sécheresse ou l'humidité, cependant cette maladie se développe le plus souvent dans le printemps ou l'été, choisissant les lieux bas, les vallées, les marais, les bords des grands fleuves, et les côtes de la mer. Dans les lieux où il est endémique, il se montre presque tous les ans dans la même saison, dans les mêmes villes, dans les mêmes lieux, comme ont l'habitude de se montrer les insectes indigènes de quelques régions particulières, comme chez nous les cousins, les puces, etc.

Du moment de son apparation, la maladie produit de grands ravages qui vont ensuite en décroissant; mais si la température devient tout-à-coup modérée, elle reparaît avec une égale et même avec une plus grande force qu'au commencement, comme on l'observe chez beaucoup d'insectes qui paraissent quelquefois par essaims, disparaissent peu à peu, et reviennent ensuite par un changement de temps. Quelques praticiens ont observé que cette maladie devenait plus grave quand à d'abondantes pluies nocturnes succédait une grande chaleur, ou à un temps sec une humidité extraordinaire. Les entomologistes ont observé qu'un grand nombre d'insectes, voltigeant dans l'air, suivent toujours précisément les mêmes variations atmosphériques. La lumière, la chaleur, l'humidité et la sécheresse influent puissamment sur la vie des insectes. En général, si le temps est froid et nébuleux, les insectes se cachent; un rayon du soleil paraît-il, ils sortent et remplissent l'air dans toutes

les directions : on dirait presque que l'insecte cholérifère ne s'élève pas dans l'atmosphère, parce qu'on
a généralement observé que le plus grand nombre
de cholériques se trouve chez les habitans du bas
des montagnes, des bords des fleuves, enfin des lieux
bas où l'air est très-dense et nébuleux [1]. Quand la
maladie attaque une ville, ceux qui habitent les parties les plus élevées en sont ordinairement les moins
atteints. On raconte qu'un vaisseau anglais, ayant
perdu pendant plusieurs jours consécutifs sept ou
huit hommes du choléra, mit à la voile, et le jour suivant, après avoir fait quelque chemin, il se vit délivré
de l'infection. L'on sait que le choléra ne cessa de
manifester ses ravages dans l'armée du marquis Has-
ting, que lorsqu'elle eut campé sur un terrain plus
sec et plus élevé que celui où régnait l'infection.

*Phénomènes que présente quelquefois l'atmosphère
dans les lieux où règne le choléra.*

Des auteurs et des observateurs d'un grand mérite, dans beaucoup d'endroits ou régna le choléra,
ont regardé des nuées d'insectes qu'ils ont vus comme
les signes précurseurs de cette maladie. Des populations entières ont observé que l'atmosphère, quelques
jours avant que cette épidémie se déclarât et pendant

[1] Nous ne pensons pas que l'auteur, en parlant d'air *dense,*
ait eu en vue l'air humide. M. Mojon a trop de connaissances
en chimie pour ignorer que l'air est d'autant plus léger qu'il
est plus saturé de vapeurs d'eau.   J. F.

sa durée, était nébuleuse. On a écrit de Gallicie et de Vienne, que le choléra y prit naissance pendant un fort brouillard et un vent *sirocal* [1].

Le ciel, à l'apparition de ce fléau, dit le pharmacien en chef de l'hôpital du Caire [2], et même quelques jours avant, faisait horreur ; la lumière était nébuleuse, quoique l'air fût sans nuages ; le soleil était pâle, et l'atmosphère plus lourde produisait une sorte d'oppression qui rendait la respiration difficile, et produisait de l'étourdissement et de la faiblesse [3]. En général, tous les habitans du Caire éprouvèrent dans cette circonstance du mal-être, tels qu'inappétence, digestions pénibles, éructations, pesanteur de tête, un peu de diarrhée, de la faiblesse dans les jambes. Si cette tendance aux affections *gastro-entériques* augmentait, elle se changeait en choléra, d'autant plus qu'à ces causes se joignaient les erreurs diététiques.

Je crois fermement que de tels troubles ou nébu-

[1] Vent du sud-est qui règne à Naples, et qui est connu sous le nom de *sirocco*. On lui attribue une grande influence sur les maladies qui règnent dans cette cité.　　J. F.

[2] Deux Lettres du professeur Figari sur le choléra-morbus qui a régné, en 1831, en Égypte. *Génes,* Gravier, 1832.

[3] Ce pharmacien se trompe sur l'état de l'atmosphère. Quand elle est humide ou nébuleuse, c'est alors qu'au lieu d'être plus lourde elle est au contraire plus légère ; de là vient l'oppression que l'on éprouve : il en est de même sur les hautes montagnes. Quant à la pesanteur que l'on sent, elle doit être attribuée à l'action dissolvante moindre de la matière de la transpiration par l'air humide.　　J. F.

losités de l'atmosphère, en plein jour, par un ciel serein, sont produits par une immensité d'essaims d'atômes vivans cholérifères, comme la nuée de plusieurs lieues observée par Adanson dans le Sénégal.

En Sardaigne, l'été dernier (1831), pendant que le blé, plein de vigueur, promettait la plus belle récolte, un nuage épais qui couvrit pendant quelques heures toute l'île, suffit pour le charbonner et le détériorer tellement qu'on ne put en conserver un seul grain pour la nouvelle semence. Plusieurs crurent, et ce fut là mon opinion, que ce brouillard, porté dans l'île par le vent du midi, était formé par une immense quantité de très-petits insectes, à l'instar des bourrasques qui se montrent dans les campagnes d'Afrique, qu'ils ravagent.

On a parlé d'une poussière jaunâtre qui infecte l'air, et de nuages fétides qui ont fait dire à certains : Voilà une vapeur de choléra. Herrmann pense que l'air des localités où règne le choléra, contient une substance qui, en se déposant sur les corps froids, a l'apparence du mucus animal.

J'assistais, le 1ᵉʳ mai 1832, à la séance de l'Institut de France, pendant qu'on donna lecture d'une lettre d'un médecin qui assurait avoir observé que les viandes et les fruits des marchés passaient plus promptement à la décomposition, qu'avant que le choléra se fût déclaré à Paris [1]. En pareille occasion, les docteurs

---

[1] D'après les vingt analyses de l'air, que j'avais faites, je ne pouvais concevoir l'exactitude des observations du médecin

Capplez, Lamoth et Coulier ont observé une altération plus prompte des substances alimentaires, même sous une température basse et sèche. Or, personne n'ignore que les insectes en se posant sur la viande et les fruits les putréfient plus rapidement.

Les journaux de médecine rapportent les analyses de l'air expiré par les cholériques, qu'on a trouvé un peu plus azoté que celui qui est expiré par les sujets sains [1]. Mais je ne tirerai aucune induction de ces analyses parce qu'elles ne sont point encore assez nombreuses pour fixer notre opinion. Abstraction faite de

dont parle M. le professeur Mojon. Pour m'en convaincre, je m'empressai de me livrer aux expériences suivantes, que je communiquai à M. le ministre des Travaux-Publics. Je pris trois morceaux d'une même viande, que je plaçais l'une sous une cloche de trois litres d'air du jardin du Luxembourg; l'autre sous une semblable cloche remplie au lit des cholériques à l'Hôtel-Dieu; la troisième cloche pleine de l'air des salles des cholériques de l'Hôtel-Dieu recueilli depuis cinq jours. Au bout de quarante-neuf heures quatorze minutes, la putréfaction commença à se développer dans chacune de ces viandes, et les périodes de la putréfaction furent également parcourues par chacune d'elles.　　　　　　　J. F.

[1] Nous croyons qu'il y a eu erreur typographique, et que M. Mojon a voulu dire un peu *moins azoté*. En effet, plusieurs médecins ont soutenu que l'air expiré par les cholériques était semblable à l'air ordinaire sans qu'il y eût aucune portion d'oxigène absorbé. Cette opinion a été soutenue par MM. Barruel et Gueneau de Mussy. Mais comme il ne saurait y avoir de respiration sans absorption d'oxigène et formation d'eau et d'acide carbonique, cette assertion nous a paru inadmissible. Le docteur Rayer s'est en conséquence livré à diverses

toutes les observations précitées, il est encore un très-grand nombre de faits positifs qui démontrent, d'une

analyses de l'air expiré par les cholériques; elles ont été faites par le docteur Persoon.

Dans la 1ère expérience, il y eut d'oxigène absorbé   1,54

2e. Femme cholérique, évacuations abondantes, crampes, cyanose, etc.   4,30

3e. Vieillard, choléra algide, air pris quinze heures avant la mort.   2,90

4e. Adulte; choléra algide et cyanose, dix-huit heures avant la réaction suivie de guérison   3,97

5e. Jeune femme, peu de cyanose, lésion profonde de la circulation.   4,44

Moyenne de ces cinq analyses. . . . 3,51.

J'ai à mon tour analysé l'air expiré :

1ère. Jeune femme, avec vomissemens, cyanose et crampes, guérie.   4,01

2e. Adulte, dix-huit heures avant sa mort. . . .   3,08

3e. Homme de soixante ans, robuste, vomissemens, cyanose légère, diarrhée pendant la réaction; guéri.   4,05

Moyenne. 3,69
         du docteur Persoon . . . 3,51.

Moyenne de ces huit analyses. . . . 3,60
Moyenne des analyses de l'air expiré
   par sujet bien portant . . . . . . 4,45.

Mes expériences, d'accord avec celles de MM. Davy et Donné, contradictoirement avec celles de MM. Barruel et Clany, démontrèrent que l'air expiré par les cholériques con-

manière évidente, l'existence d'une matière animée dans l'atmosphère des lieux où règne le choléra, qui a des propriétés particulières [1].

Prédispositions à contracter le Choléra.

Ces espèces d'êtres vivans, cause efficiente du choléra, ne développent point cette maladie chez tous les habitans d'une cité dont ils vicient l'air ; il est probable que cela arrive parce que, heureusement, ils ne trouvent pas chez tous les conditions nécessaires pour pouvoir les atteindre. Il est prouvé qu'il faut une prédisposition particulière pour que le miasme cholérique puisse attaquer un individu et y développer la maladie. Les entomologistes savent fort bien que les insectes donnent la préférence à telle ou telle autre localité, et chez ceux qui leur offrent les circonstances les plus propres à leur développement et à leur nutrition ; de même les insectes cholérifères choisissent les lieux et les personnes, comme il arrive à tous les êtres doués de sensibilité. Les poux, les puces, les punaises, etc., en fournissent journellement des exemples frappans. L'on peut en dire autant des vers intestinaux, des idatides qui font périr parfois l'homme et les ani-

tient de l'acide carbonique, dans des proportions moindres que celui qui a été expiré par un sujet sain, et dans des proportions relatives à la quantité d'oxigène absorbé.   J. F.

[1] Je désigne par le nom d'épidémique cette maladie qui, dans une population, attaque un grand nombre d'individus à la fois.

maux, attaquant plutôt un individu que les autres de la même espèce. Les sangsues, par exemple, piqueront une personne et non une autre dans un jour, tandis qu'elles prendront avidement le lendemain.

Il est des insectes qui dévorent en une seule nuit toutes les feuilles et les fruits d'un arbre, tandis qu'ils respecteront ceux d'un arbre voisin, quoiqu'étant de la même espèce. Cela nous paraît suffisant pour expliquer, du moins par analogie, pourquoi les insectes cholérifères n'attaquent point toutes les personnes avec lesquelles ils se trouvent en contact, mais seulement celles qui leur offrent les conditions les plus favorables, que l'on nomme *prédispositions* pour contracter la maladie.

Prophilactique.

La prophilactique du choléra-morbus favorise beaucoup notre hypothèse. Il est bien reconnu que de vivre sobrement, avec gaîté et régularité, se garantir des variations de température atmosphérique, la propreté du corps, porter sur soi des odeurs fortes, comme le camphre, l'huile de Cajeput, l'ail, etc. [1], se laver souvent les mains, la figure et même tout le

---

[1] L'expérience a démontré qu'on ne connaissait encore aucun spécifique contre le choléra, malgré les annonces pompeuses des moyens si vantés par l'ignorance, le charlatanisme et la cupidité. L'huile de Cajeput, d'abord si préconisée, a été reconnue sans nul effet. Quant au camphre, bien loin d'agir sur le miasme cholérifère, M. Itard a signalé à l'Académie

corps avec le vinaigre ou avec une solution de chlorure de chaux, sont tous les moyens conseillés pour se préserver du choléra. Que ferait-on de plus pour se garantir des insectes dans une atmosphère qui en serait remplie, ou des affections vermineuses de tout genre? Il est certain que de vivre avec une sage modération dans toutes choses, dispose l'estomac à de bonnes digestions et à ne point donner lieu à ces particulières et nécessaires circonstances gastriques propres à favoriser le développement des vers intestinaux ; j'ajouterai aussi à développer le germe cholérifère et à favoriser ses funestes effets sur nous. Les médecins savent que la maladie pédiculaire a pour condition première les dérangemens gastro-entériques de tout genre.

Je considère le choléra comme une maladie provenant d'infection, et comme l'effet d'un miasme animé dont les lazareths et les cordons sanitaires n'arrêteront point les progrès. C'est en vain qu'on supposera que les mesures n'ont été jusqu'à présent insuffisantes que parce qu'on les a souvent violées. Mais quand il y a violation des cordons sanitaires, la maladie contagieuse se déclare là où se trouve l'individu ou le linge infecté qui a franchi le cordon ou la quarantaine, et non jamais à cent lieues de distance, comme cela est spécialement arrivé pour le choléra, lequel sautant

royale de Médecine, dans sa séance du 20 avril, ses effets pernicieux, ainsi que ceux du chlore contre cette maladie.

J. F.

des contrées entières, particulièrement les frontières, porte tout-à-coup la désolation et la mort dans les capitales. Un caractère qui lui est propre, c'est de ne pas se transmettre d'individu à individu, comme les maladies purement contagieuses, mais d'attaquer plusieurs personnes à la fois, assez éloignées les unes des autres, sans laisser aucune trace de sa marche progressive.

Lorsque le choléra régnait à Vienne, tous les genres de précaution et d'isolement furent pris pour en arrêter la propagation. Les malades sortaient journellement de la ville au nombre de 130 par jour; il en survint une diminution considérable dans le nombre des malades, par la sage précaution de toute suspension de communication, qu'on peut regarder comme un cordon sanitaire [1].

Les mesures que je proposerais aux gouvernemens menacés du choléra seraient toutes propres à empêcher que les animalcules cholérifères se fixassent et se multipliassent dans l'air. Les moyens d'arriver à ce but consistent : 1° à faire disparaître, autant qu'il est possible, dans les villes, tous les foyers généraux et partiels d'insalubrité; 2° à veiller à ce qu'on ne trouve point, dans les marchés, des comestibles de qualité nuisible, et à en empêcher l'introduction dans la ville; 3° à rétablir, autant que possible, la pureté de l'air;

---

[1] Lorsque la fièvre jaune se déclara à Barcelonne, une partie de la population sortit de la ville, et campa au pied du Mont-Jouy, à environ cinq cents pas de la ville. Personne ne fut atteint de cette maladie.   J. F.

4º à entretenir la plus grande propreté dans les hôpitaux, les prisons, et dans tous les lieux où les
hommes sont entassés ; 5º à soulager efficacement
ceux qui sont dans la misère : 6º à tirer les habitans
des endroits resserrés où se trouve principalement
confiné le petit peuple, pour les établir hors des
villes, dans des habitations saines ; 7º à établir, sur
les points les plus salubres de la ville, des hôpitaux
temporaires pourvus de tout ce qui est nécessaire
pour combattre le choléra ; 8º d'avoir des infirmiers
instruits [1] ; 9º enfin, de choisir des cimetières hors
des villes, au-dessous des vents dominans, et de
nommer des magistrats sanitaires et des officiers de
secours.

Quand la maladie aurait fait son invasion, je con-
seillerais de veiller à la continuation exacte des moyens
précités, d'allumer de grands feux çà et là, particulièrement près des eaux stagnantes, le long des
fleuves, dans les rues étroites, sales et très-populeu-
ses, dans les marchés, dans tous les lieux où l'on a
coutume de déposer des immondices, etc. Dans ces
lieux, on fait brûler du soufre, du charbon fossile,
des résines, enfin toutes les substances qui exhalent

---

[1] Cette classe d'hommes, si nécessaire et si précieuse, est
malheureusement trop dédaignée. En général, prise dans la
classe mercenaire et sans nulle instruction, elle ne rend pas
tous les services qu'on serait en droit d'en attendre, si l'ad-
ministration leur faisait donner une éducation appropriée à
cet état, et si elle s'occupait un peu plus de leur sort.

J. F.

des vapeurs *insecticides*. Il est connu que l'emploi de ces moyens, qui produit une forte et rapide secousse dans l'atmosphère, diminue la violence du choléra. Je suis certain que dans l'Inde les décharges d'artillerie, dans quelques localités, diminuent la gravité de la maladie. Le docteur Boezkowsck assure qu'au moyen des fusillades il a obtenu, à Wielieska, une diminution dans le nombre des malades. Le docteur Marc annonça à l'Académie Royale de médecine de Paris, qu'un médecin avait adressé au Roi une demande pour faire tirer le canon sur divers points de la ville, comme un moyen très-puissant d'arrêter les progrès de l'épidémie. On assure qu'à Varsovie le choléra suspendit pendant quelque ses ravages, après une longue bataille [1]. Les édifices publics, comme

---

[1] Quelques anciens auteurs avaient annoncé que de fortes décharges d'artillerie avaient la propriété d'assainir l'atmosphère par l'ébranlement qu'elles y produisaient. Plusieurs médecins ont partagé ce préjugé, et un entre autres, d'après le rapport du docteur Marc à l'Académie royale de Médecine, M. Liebe, demanda une audience au Roi pour le supplier de faire tirer le canon dans les divers quartiers de Paris. Le 13 avril, je m'empressai d'écrire à M. le ministre des Travaux-Publics, afin de prévenir ce ridicule malheur. Je lui exposai que l'atmosphère ayant de seize à dix-huit lieues d'épaisseur sur une surface intérieure de treize millions cinq cent mille lieues, tirât-on à la fois autant de coups de canon qu'à la bataille de la Moskowa, soixante mille, ils ne produiraient pas plus d'effet pour ébranler cette énorme masse gazeuse qu'un caillou jeté dans l'Océan ne le ferait déborder. En vain regarderait-on les gaz produits par la combustion de la poudre à canon comme

ses églises, les théâtres, casernes, prisons, colléges etc., devraient s'approvisionner d'appareils désinfectans de Schmidt ou de Guyton-Morveaux, afin de les purifier plusieurs fois par jour [1]. Quand un péril nous menace, il faut prendre tous les moyens pour s'en préserver ou le détruire.

Je crois inutile de dire que tous les moyens préservatifs, sanitaires, etc., doivent être pris par l'autorité locale, de concert avec les médecins, sans lesquels les mesures ne seraient que très-imparfaites. Malheureusement, il n'en a pas été ainsi partout. Il viendra un temps où l'on pourra se convaincre aussi que ce sera principalement parmi les populations incivilisées que le choléra exercera le plus ses ravages. En effet, quels sont les peuples qui, atteints de ce fléau, comptent le plus de victimes? Ce sont ceux où règnent la malpropreté, l'ignorance, la misère et la servitude. Il est bien certain qu'on ne peut point comparer la mortalité occasionée par le choléra dans l'Inde, l'Égypte et la Russie, avec celle de l'Allemagne, de l'Angleterre et de la France, relativement à la durée de l'épidémie et à l'étendue de la population.

Nous devons encore faire observer que les moyens

désinfectans; bien loin de là ces gaz, au nombre de cinq, azote et acide carbonique en quantité, oxide de carbone, hydrogène carboné et hydrogène sulfuré, sont tous délétères.

J. F.

[1] Comme moyens hygiéniques, ces moyens sont très-bons; mais comme préservatif direct du choléra, les effets du chlore sont nuls. J. F.

préservatifs du choléra asiatique se trouvent tous parmi les substances *insecticides*, et que, parmi ces mêmes substances, il en est un grand nombre qui sont des moyens curatifs de cette maladie.

Au rapport des médecins, les fabriques de tabac de Russie et de Prusse furent épargnées par le choléra ; aussi les autorités russes et prussiennes permirent-elles de fumer en tous lieux [1]. Payen rapporte qu'aucun des ouvriers des fabriques de charbon animal, ni des préparations sulfureuses ou mercurielles, n'eut le choléra ; le docteur Ricord rapporte qu'à l'hospice des vénériens, il ne se déclara aucun cholérique parmi ceux qui étaient soumis à des traitemens mercuriels, quoiqu'il y eût deux cents lits occupés par des malades atteints du choléra. Qui ignore que les vapeurs du tabac, du soufre et du mercure détruisent les insectes ! Le camphre, l'ail, le chlore, les vapeurs nitriques, si vantés contre le choléra, ne font qu'éloigner les insectes sans les tuer. Je ne doute nullement que le peu de ravages que le choléra a produits dans Londres ne soit dû particulièrement aux émanations des gaz hydrogène-carbonné, sulfureux et bitumineux, dont l'atmosphère de cette grande ville est imprégnée. On peut dire la même chose du Palais-Royal de Paris, qui est éclairé au gaz, tandis

[1] Il n'en a pas été de même en France ; mon honorable ami, M. Chevalier, annonça à l'Académie royale de Médecine, dans sa séance du 28 mai, qu'à la manufacture de tabac du Gros-Caillou vingt-sept ouvriers étaient morts du choléra.

J. F.

que beaucoup d'autres quartiers moins populeux et dans une exposition plus salubre en furent fortement atteints. C'est ce qui a fait conseiller au professeur Montain de Lyon [1], comme un moyen préservatif et curatif du choléra, le soufre sous diverses formes, telles que la combustion du charbon fossile, du soufre sublimé, les bains et les douches de vapeur sulfureuse; l'usage enfin interne et externe du soufre.

Symptômes précurseurs.

En général, quelque dérangement de l'estomac et du tube intestinal précède l'invasion du choléra, et cette indisposition se montre dans la plus grande partie de la population pendant la durée de l'épidémie [2].

[1] Notice sur le Choléra-Morbus. *Lyon,* 1831.

[2] Il est en effet bien constant que la plus grande partie de la population de Paris a éprouvé un dérangement de santé; elle a presque en entier reconnu l'influence de la constitution cholérique sous laquelle nous vivions. J'en suis moi-même une preuve évidente. Pendant toute la durée du choléra, j'ai été atteint de douleurs aux extrémités inférieures, avec des crampes, accompagnées de maux d'estomac, de bourdonnement des oreilles, avec une perte totale d'appétit. Tous ces symptômes s'augmentaient avec l'intensité du choléra, si bien que je n'avais pas besoin de lire le bulletin sanitaire pour connaître la diminution ou l'augmentation de la mortalité : j'étais un véritable thermomètre sanitaire. A deux époques différentes, ces symptômes se développèrent avec une telle intensité qu'ils donnèrent lieu à ce diminutif du choléra connu sous le nom de cholérine. Ce qu'il y a de bien certain aussi, c'est

A Vienne, Berlin, et dans quelques autres villes de l'Allemagne et de la Prusse, on le vit d'abord précédé de semblables maladies de ventre, de malaise particulier, diminution d'appétit, éructation, vomissemens et diarrhée, phénomènes avant-coureurs du vrai choléra. Je me suis également assuré à Paris que ceux qui n'avaient pas le choléra eurent plus ou moins à souffrir de pesanteurs de tête, d'oppressions, de manque d'appétit, de tension de ventre, et parfois de légères diarrhées ou ténesmes, des crampes aux mollets, avec crainte et tristesse. J'observais également qu'à toutes les autres maladies *sporadiques* ou *endémiques* s'associent des symptômes cholériques. On aurait pu dire que, durant tout le mois d'avril dernier, il a régné à Paris une constitution épidémique choléreuse, particulièrement observée aussi à Varsovie par les médecins français, et dans beaucoup d'autres localités atteintes du choléra. Toutes ces circonstances sont dignes de remarque, parce qu'elles

qu'il m'est arrivé trois fois d'aller passer deux jours à Sceaux ou aux Batignolles, et que, pendant tout ce temps, je me sentais délivré de tout mal. Je ne saurais donc révoquer en doute cette influence de l'atmosphère sur la production du choléra, quoique l'analyse chimique n'ait pu y démontrer encore rien d'étranger à sa composition. Aussi n'ai-je pas craint de dire que, malgré les immenses progrès de la chimie pneumatique, la chimie météorique était encore bien loin d'être parvenue à son dernier degré de perfection. Mes honorables amis, MM. les docteurs Cottereau et Tanchou, m'ont dit avoir observé sur plusieurs individus les mêmes faits que j'ai observés sur moi-même.   J. F.

indiquent clairement l'existence d'une infection atmosphérique, ou de corps morbifères suspendus dans l'air, lesquels en petit nombre et dans les personnes saines, et par suite moins disposées à en éprouver l'impression délétère, ne produisent que de légères incommodités. Quand il survient dans ces personnes quelques causes de développement, il survient de plus grands dérangemens, comme il arriverait à l'homme robuste, à peau dure et calleuse, qui serait assailli par un essaim d'abeilles, et à celui d'une constitution délicate et d'une peau fine qui serait piqué par quelques-uns de ces insectes ; le premier n'en éprouverait que peu de mal, tandis que le second en serait gravement affecté.

Tout le monde sait que pour éviter la gale, la syphilis, la peste et autres maladies vraiment contagieuses, le grand secret est de fuir le contact. Il n'en est pas ainsi du choléra : jusqu'à présent, pour l'éviter, nous nous sommes bornés à l'observation des seules mesures générales de salubrité. Celles-ci négligées, ou par nécessité, ou par caprice, le germe cholérique trouve en nous les conditions propres à se développer et s'accroître. Nous ajoutons à cela que la prédisposition à contracter le choléra ne cesse point après en avoir été atteint dans le cours d'une même épidémie, comme cela arrive pour presque toutes les maladies contagieuses. Celui qui a été atteint de la peste, de la petite-vérole, des pétéchies et autres affections contagieuses, n'est pas susceptible, du moins pendant quelque temps, de les contracter, tandis qu'il peut être trois ou quatre fois attaqué du choléra ; il paraît, au contraire, qu'il devient plus susceptible d'en être atteint. Cette disposition particulière est pour moi une grande preuve que le miasme cholérifère est composé d'êtres vivans qui accourent de nouveau où ils trouvent le plus facilement à paître et à se propager.

Un grand nombre d'observations semblent établir que les germes cholérifères n'attaquent pas seulement l'espèce humaine, mais encore le règne animal. Dans l'Inde, les animaux domestiques, même les éléphans en domesticité, en sont atteints. Le professeur Barres assure que lorsque le choléra sévit dans les pays voisins de Lemberg, les chevaux, les chiens et les oiseaux [1] eurent des symptômes non équivoques de cette maladie dont plusieurs moururent. A Lugauros, l'invasion du choléra fut précédée d'une grande mortalité de volaille. A Vienne, les étourneaux se posaient à terre dans un état si maladif, qu'ils se laissaient prendre par les enfans. Pendant l'infection cholérique de Tagaroff, il survint une grande mortalité parmi les animaux, qui, d'abord révoquée en doute, fut établie d'une manière incontestable à Moscou, et dans beaucoup d'autres villes de la Russie où plus spécialement des animaux sont morts avec des

---

[1] Pendant que j'étais atteint de la cholérine, je perdis douze serins, sur quatorze, en moins de quinze jours : les yeux étaient enfoncés, le bec et l'intérieur de la bouche bleuâtres. M. Bricheteau, en ayant ouvert un, y observa une inflammation gastro-intestinale.   J. F.

symptômes évidens du choléra. On lit dans les journaux français qu'une maladie semblable attaqua les
animaux domestiques, particulièrement les chevaux
et les bêtes à cornes, aux environs de Bourbon-Ven-
dée. Dans une séance de l'Académie royale de Médecine, on rendit compte d'une épizootie cholérique
dans le voisinage de la capitale. A Cormeil, une semblable maladie attaqua les gallinacées, au point que
le maire défendit toute espèce de vente de ces vo-
lailles ¹.

Si les insectes introduits et nichés dans les corps
vivans peuvent altérer l'état normal et causer des
phénomènes morbides propres au choléra, il ne doit
point paraître étrange aussi qu'il donne lieu, par
exemple, à des symptômes que présentent fréquem-
ment les affections vermineuses ².

Toutefois, pour démontrer cette sorte d'analogie
qui caractérise ces deux maladies, j'ai cru devoir en
offrir un tableau comparatif. Mais, ne voulant point
être taxé de partialité dans la recherche des points
d'analogie entre le choléra et les affections vermineuses, ce n'est que des phénomènes produits spécialement sur la muqueuse intestinale par des êtres vivans (tous de forme et de grosseur différente), que
je les ai tirés, en les empruntant à l'ouvrage du pro-

---

¹ Réflexions sur le Choléra-Morbus des animaux, par le
docteur Angelis. *Rome*, 1832.

² *Vid.* Sauvage, L. Buniva, *de Gen. et Prop. verm.* Tur.,
1788.

fesseur Brera [1], pour énumérer les symptômes des affections vermineuses, et aux recherches des plus habiles observateurs qui ont écrit sur le choléra.

Tableau comparatif entre les Affections vermineuses et le Choléra-Morbus.

AFFECTIONS VERMINEUSES.

Prédisposition.

Sont plus particulièrement sujettes aux maladies des vers, les personnes qui habitent les climats humides et malsains; celles qui se nourrissent mal, ou avec des substances peu nutritives; qui boivent de l'eau malpropre; les manouvriers harassés de fatigue, et qui se trouvent dominés par ces passions vives qui concourent à affaiblir la machine animale [2]. Les maladies vermineuses se renouvellent souvent.

Symptômes de la tête.

Altération des traits de la figure, qui devient tantôt rouge, tantôt pâle et tantôt plombée. Un cercle azuré entoure les yeux, lesquels perdent leur vivacité ordinaire, et conservent une sorte d'immobilité en regardant les objets; on y remarque un état de tristesse

---

[1] Leçons médico-pratiques sur les principaux vers du corps humain.

[2] *Vid.* Ballonio, Van-Swieten, Huxam, Bosh, de Haën, Brera, Bremser, etc.

et d'abattement ; les pupilles se dilatent, et une légère teinte rouge jaunâtre se répand sur le globe de
l'œil ; douleurs de tête fréquentes ; parfois délire,
avec une sorte de frémissement ; la bouche exhale
une odeur particulière ; sommeil pénible et agité ; les
évanouissemens, les vertiges et le bourdonnement
des oreilles, aggravent l'état du malade.

Symptômes du tronc et des extrémités.

Toux sèche, convulsive, quelquefois par soubre-
saut ; à une respiration pénible ou difficile se joint le
hoquet. Prononciation sèche et quelquefois difficulté
de s'exprimer ; palpitations de cœur ; pouls souvent
intermittent, quelquefois filiforme ; soif et désir des
boissons froides ; borborigmes, éructations, nausées,
vomissemens pituiteux ; appétit tantôt grand, tantôt
nul ; cardialgie, vives douleurs du ventre avec un sentiment de déchirement et de morsure qui s'accroît
vers la région de l'estomac ; quelquefois des diarrhées visqueuses ; d'autres fois constipation ; urine in-
colore ; un sentiment de frisson parcourt tous les
membres ; maigreur sensible ; bien-être après avoir
bu un verre d'eau ; douleur des articulations analogues à celles de la goutte ; contractions des extrémités ;
prostration des forces ; faiblesse dans les jambes et
parfois de tout le corps, avec une sorte de tremble-
ment ; convulsions et spasmes plus ou moins violens ;
trismus et tétanos [1].

[1] *Vid.* Sauvage, Armstrong, Underwood, Brera, etc.

CHOLÉRA-MORBUS.

Prédisposition.

Sont sujettes à être atteintes du choléra, les personnes qui vivent dans des lieux et chambres humides, étroites et sales ; celles qui se nourrissent d'alimens malsains ; qui se fatiguent irrégulièrement,
s'exposent dans des milieux froids, font des excès
en tous genres, s'abandonnent au feu des passions,
ou se laissent dominer par l'affliction et par la crainte
exagérée de la maladie [1].

Symptômes de la tête.

Physionomie altérée, maigre, pâle et plombée ;
yeux enfoncés dans leur orbite, entourés d'une zône
livide ; pupilles dilatées, le blanc des yeux souvent
rougeâtre ; le plus souvent le regard fixe ; la figure
portant l'empreinte d'une grande souffrance ; douleurs de tête très-fortes, accompagnées de vertiges ;
insomnie ; sommeil court et pénible ; stupeur et bourdonnement des oreilles [2].

Symptômes du tronc et des extrémités.

Respiration lente et pénible, accompagnée de
frisson et de palpitations de cœur ; inquiétude, san-

[1] Kostler, Berruti et Trompeo, Reinier, Foy, etc.
[2] Keraudren, Conwell, Scouteten, Berruti et Trompeo.

glots, voix altérée et rauque, pouls fréquent, petit,
faible, lent et très-filiforme ; nausées, borborygmes
continuels, point d'appétit, douleurs atroces à l'épi-
gastre, vomissement de matières aqueuses, séreuses,
blanchâtres, inodores et insipides ; soif ardente avec
un grand désir des boissons froides ; diarrhée et évacuations fréquentes de matières semblables à celles
des vomissemens ; quelquefois il n'y a ni vomissemens
ni diarrhée, mais ténesme et envie de vomir (choléra
sec) ; il règne une sorte d'amaigrissement de tout le
corps ; soulagement momentané par les boissons froides et glacées ; urine rare et limpide ; peau froide,
humide ; collapsus avec des taches livides ; crampes
aux extrémités avec des spasmes violents, convulsions, et douleurs vagues partout le corps ; prostration complète des forces ; quelquefois, trismus et tétanos [1]. Je passe sous silence l'énumération des autres
symptômes qui pourraient se présenter également
chez les cholériques et les vermineux, parce que de
tels symptômes ne doivent point être attribués uniquement à ces maladies. J'ajouterai à ce tableau comparatif, que Sauvages, dans sa Nosologie méthodique [2],
parle d'une dyssenterie vermineuse qui, se prolongeant
du mois d'Août à celui de Novembre inclusivement,
attaqua la quatrième partie des paysans et donna lieu
à une grande mortalité. Ils éprouvaient des douleurs

---

[1] Conwell, Whitelan - Ainslic, Bischoff, Buniva, Martini, etc.
[2] Classe **IX**, *Gen.* 9.

de ventre atroces, avec un sentiment d'une vive ardeur dans les viscères, et des vomissemens d'un liqui-
de séroso-muqueux. Cette cruelle maladie cédait à
l'emploi des anthelmintiques, et après l'expulsion des
vers du corps. C'est d'après une foule d'exemples
semblables, que cet illustre nosologiste admet le *choléra vermineux*, tant il est vrai que l'irritation produite par ces êtres vivans sur la muqueuse gastro-entérique peut donner lieu à des symptômes analogues
au vrai choléra. Cela me fait encore plus fortement
croire que les insectes cholérifères sont l'unique cause
propre à déterminer cette irritation spécifique dont
parlent Bazhowniski, Plenighaver, Buniva, Jahan,
Solari etc. ; irritation qui, des plus petites ramifications du plexus solaire, se propage rapidement dans
tout le systême ganglionaire, en donnant lieu aux
spasmes et aux phénomènes divers et propres au choléra. Cette irritation particulière *nerveuse* n'est point
due à l'inflammation du *trisplanchnique*, comme je l'ai
fait observer à Paris à divers anatomistes, car le né-
vrilème des diverses ramifications de ce nerf ne présente à l'œil de l'observateur aucune apparence de
phlogose [1].

Si, dans les affections vermineuses, on n'observe
point la période algide, la cyanose, et cette particulière condition d'un sang noir, poisseux, propre au

---

[1] Mémoire sur le Choléra-Morbus de Paris, par Trompeo
et de Rolandis; Mémoire sur le Choléra-Morbus, par Voisin;
Recherches anatomiques sur le Choléra, par Rayer.

choléra, cela tient probablement à ce que les insectes cholérifères, dans cette dernière maladie, pénétrant aussi par la trachée dans les poumons, dérangent à tel point les fonctions pulmonaires, que *l'hématose* convenable ne peut plus s'effectuer, ni l'oxigénation du sang et le développement de la chaleur animale, tandis que, dans les premières, la cause efficiente de la maladie, rentrant dans le système gastrique, ne donne point lieu à cette altération morbide, due au dérangement de l'organe respiratoire.

Quelques praticiens attribuent l'épaississement et la couleur noire du sang des cholériques à une sécrétion plus abondante séro-muqueuse qui a lieu. Mais combien d'autres maladies ne connaissons-nous pas, dans lesquelles il s'en fait une sécrétion encore plus abondante sans que le sang devienne tel ! Morgagni dit avoir rendu par bas seize livres de matières séreuses dans douze heures, sans que pour cela son sang présentât les caractères propres à celui des cholériques graves [1]. Qu'il nous soit maintenant permis de faire un dernier examen comparatif des affections vermineuses et cholériques. Les premières, traitées aussitôt qu'elles se déclarent, se guérissent aisément; il n'en est pas de même si la médication ne commence que lorsque tous les symptômes annoncent une forte altération du système gastrique et nerveux. La même chose a lieu pour le choléra, qui cède quand il est combattu lors de ses premiers symptômes, mais ja-

---

[1] *De sedib. et causis Morb.*, epist. **XXXI.**

mais quand la maladie est avancée. Ce qui a fait dire avec raison, à plusieurs praticiens, qu'aucun individu, traité en temps opportun, ne devait mourir du choléra [1].

Thérapeutique.

La médication du choléra-morbus peut servir aussi à consolider l'hypothèse que cette maladie est produite par un miasme animé. Une foule de médicamens ont été essayés pour la combattre, quelques-uns avec plus ou moins de succès. Parmi les premiers, nous trouvons le calomélas (proto-chlorure de mercure) et l'émétique (surtartrate de potasse antimo-

[1] Nous partageons en grande partie l'opinion du docteur Mojon. Le choléra ordinaire, connu sous le nom de cholérine, traité dès son invasion, l'est constamment avec le plus grand succès : je connais un grand nombre de médecins, parmi lesquels je me bornerai à citer MM. les docteurs Castel, Cottereau, Fabré-Palaprat, Bennati, Poirson, Tanchou, etc., qui m'ont assuré n'avoir jamais perdu, en pareil cas, un seul malade. Mais il n'en est pas de même quand on ne combat pas les premiers symptômes dès leur apparition, ou que la maladie se déclare avec cette gravité qui a fait admettre, en quelque sorte, un *choléra foudroyant,* parce qu'on a vu des malades mourir en vingt-quatre et même en dix-huit heures. (J'en ai eu un exemple chez un imprimeur, M. P.) Alors, il est si rare que l'on parvienne à sauver le malade, que ce n'est pas sans raison que plusieurs médecins assurent que, dans l'état actuel de nos connaissances, le choléra, accompagné de tous ses symptômes et dans toute leur intensité, n'a point encore offert de guérison.   J. F.

nié); remèdes qui, d'après un très-grand nombre de médecins, sont regardés presque comme un spécifique contre le choléra [1]. Il est très-connu que le calomélas ou mercure doux est un très-puissant *insecticide*; donc l'effet de ce médicament est d'accord avec ma théorie [2]. Ainsi l'émétique, en évacuant les embarras gastriques, chasse du corps, ou du moins de l'estomac, les atômes morbifères, en agissant sur les systèmes nerveux ou vasculaires, produit une salutaire diaphorèse si utile dans le choléra. Après ces deux médicamens, ceux qui jouissent d'une plus grande réputation pour le traitement de cette maladie, sont l'opium, l'huile de cajeput et de térébenthine, l'éther, le camphre, l'acide hydrocyanique étendu d'eau, etc. A Calcuta, les médecins ont employé avec succès la fève de saint Ignace. Les boissons glacées et les pilules de glace ont produit de très-bons effets. Keraudren et autres ont vanté l'huile de ricin. Tous ces médicamens sont regardés par les praticiens les plus

[1] M. le docteur Bennati a eu occasion d'employer l'émétique sur neuf cholériques; huit en éprouvèrent de très-bons effets. Ce vomitif, donné dans la période algide, amena promptement la réaction, et avec elle des changemens dans la nature des sécrétions, qui furent suivies d'une guérison complète. Chez le neuvième, cette réaction s'opéra également, mais il succomba par suite de la gravité de la maladie.   J. F.

[2] On lit dans la Gazette des Hôpitaux, n° 55 : « Le docteur Rousseau a employé, dans la cyanose, les fumigations, par inspiration, de cinabre conseillées par M. Guyon : ce moyen a produit de l'amélioration chez quinze malades qui y ont été soumis. »

distingués comme d'héroïques anthelmintiques, et par les entomologistes comme des substances très-nuisibles aux insectes.

Si, malgré les remèdes précités, on n'obtient pas toujours le succès désiré, on est forcé de reconnaître que des circonstances particulières, relatives à la constitution, au tempérament, au degré d'intensité du mal, à la complication des symptômes, aux particularités du climat, des localités, etc., peuvent varier les effets des moyens curatifs. Je suis donc intimement convaincu que les sangsues, la saignée, les frictions chaudes, sèches et irritantes, les vésicatoires, les synapismes, les bains, et beaucoup d'autres remèdes externes, ne réussiront point dans le choléra, si ce n'est pour combattre les symptômes secondaires de complication, et non point la cause de la maladie primitive, qui est, suivant moi, produite par une irritation.

L'indication première consiste à détruire la cause productrice par les moyens propres à tuer les insectes ou germes cholérifères. Voilà le *traitement direct*, lequel exige ensuite celui des altérations qu'ont subies les systèmes organiques qui ont éprouvé plus ou moins leur action délétère : voilà ce qui constitue le *traitement indirect*.

Le germe cholérifère vivant admis, je suis porté à croire que l'on ne tardera pas à découvrir les moyens les plus propres à le détruire; ces moyens, je le répète, devront se trouver dans la longue série des substances insecticides. Il ne suffit point de guérir les

cholériques ; il faut encore anéantir le germe ou la
cause productrice de cette maladie qui se transmet
par l'air : on préviendra ainsi le retour de nouvelles
épidémies cholériques.

Autopsie cadavérique.

Je ne crois point devoir entretenir le lecteur des
diverses altérations organiques qu'on observe quelquefois sur les cadavres des cholériques, parce que
je les regarde comme secondaires, et dûs à des com-
plications de cette maladie. Bien souvent le plus grand
examen ne fait pas découvrir la moindre altération
locale propre à produire le grand nombre des divers
symptômes cholériques.

La rougeur surnaturelle, qu'offre quelquefois la muqueuse intestinale, se rencontre quand il a existé une
phlogose lente et préexistante à la maladie, qui a causé
la mort ou indique une pure congestion sanguine,
et non jamais un véritable foyer inflammatoire. Si de
simples et très-petites injections sanguines du système capillaire membraneux ont pu induire en erreur ceux qui ne voient partout que des phlegmasies,
et que les Italiens ont surnommées *flogomaniaci*,
phlogomaniaques, ces effets ne tromperont jamais le
médecin instruit et ennemi des systèmes.

Ce que j'ai observé constamment, tant dans les
autopsies que j'ai faites que par celles que j'ai vu faire
à plusieurs anatomistes, ce sont certaines taches très-
petites, répandues sur toute la gastro-entérique, sur

la langue et dans le gosier, qu'il était plus facile de découvrir au tact qu'à la vue.

Brière de Boismont a observé que la surface interne des intestins des cholériques, qu'il a ouverts à Varsovie, faisait éprouver au doigt une impression analogue à celle de petits corps sablonneux. Le docteur Jahrn de Berlin a vu, dans les cadavres des cholériques, un exanthême particulier, le long de la muqueuse intestinale, semblable aux grains de sable ; au moyen du microscope, il a entrevu une sorte d'éruption formée par de très-petites vessies remplies d'un fluide clair [1]. Je n'hésite point à soupçonner que ces petites boules peuvent être produites par des insectes cholérifères, comme celles où se trouve l'*acarus scabiei*; par ce motif, j'adopterais le nom de *psorentérie*, donné à cette efflorescence par l'illustre physiologiste M. le chevalier Serres.

Ce qu'il y a de certain, c'est que j'ai vu, ainsi que plusieurs autres avant moi, une semblable efflorescence granuleuse le long de la muqueuse, de la trachée et des bronches de semblables cadavres ; cette particularité me porte à croire que cela peut être dû aux ascarides. Il est probable que la présence de ces granules dans les voies aériennes détermine l'altération qui a lieu dans les organes de la voix des cholériques. Le professeur Germak, ayant fait des injections microscopiques à travers les vaisseaux de la tunique des intestins, a observé qu'elle passait dans

---

[1] *Omodei, Annali univ. di Med.*, vol. LXXII.

les glandules de Brunner et de Peyer, et jamais dans ces globules cholériques.

Si l'on râcle avec le dos du scalpel la mucosité épaisse qui adhère à la muqueuse intestinale, on voit à découvert les glandules de Brunner et de Peyer, d'un roux pâle, et par cela même faciles à distinguer de la *psorentérie cholérique*, qui est toujours d'un rouge vif, semblable à celui qu'on remarque dans les vésicatoires nouveaux, dénudés d'épiderme. Comme ces globules de la membrane muqueuse se présentent toujours dans ces autopsies, on ne doit point les regarder comme accidentels, ainsi que le supposent quelques-uns. Quant à moi, je les considère comme le résultat constant de l'action délétère du miasme cholérifère sur ces membranes. Je désire avoir l'occasion d'examiner quelque cadavre d'un choléra-sporadique, pour voir si j'y trouverai les globules précités, ce que je ne saurais croire; cependant j'invite MM. les entomologistes à en faire l'objet de leur examen. En vain, dira-t-on que le miasme, se trouvant en contact avec l'épiderme, devrait y produire cet effet qu'il détermine sur la muqueuse; la réponse est aisée, si l'on considère la structure et la délicatesse de celle-ci, et la nature cornée de l'autre [1].

---

[1] Les journaux de médecine de Paris ont annoncé (6 juillet 1832) que la *suette* s'était déclarée épidémiquement dans plusieurs villes de la France où régnait déjà le choléra, comme à Issoudun, Paris, Châteauroux, Orléans, etc., et qu'à cette maladie se joignaient des symptômes cholériques, surtout une grande sueur et une éruption milliaire analogue à celle qu'on

J'ajouterai que le docteur Martin, de Vienne, assure avoir observé sur la peau de plusieurs cholériques des proéminences milliaires, semblables à celles qui ont été remarquées sur la muqueuse intestinale des cadavres de semblables malades. Enfin, il est certain que plusieurs ouvriers occupés à réparer une salle de l'Hôpital Saint-Louis à Paris, qui fut pendant deux mois occupée exclusivement par des cholériques, furent atteints de prurit à la peau, d'une vive rougeur aux mains et à la figure, et de vésicules presque imperceptibles. Ce fait a été vérifié par MM. les docteurs Alibert, Duchesne et Poisseux. Le docteur Hochler a observé aussi, dans les cholériques de Varsovie, une maladie cutanée, qu'il a

observe sur la membrane muqueuse des cholériques. Je serais porté à croire que cette maladie n'est autre chose que le résultat de l'action du miasme cholérique sur la peau, qui, ramollie par la sueur, et ayant par suite ses pores plus perméables, les monades cholérifères répandus dans l'air où règne l'épidémie s'y attachent aisément, et produisent ces altérations particulières que ceux-ci déterminent sur la membrane *gastro-entérique* et *trachéo-bronchiale* dans le cas du vrai choléra asiatique. Dans celui-ci, la formation de ces petites pustules et l'affluence des humeurs séro-muqueuses a lieu à l'intérieur, d'où proviennent les vomissemens, les coliques, la diarrhée, la peau sèche, etc. : il s'établit enfin un mouvement centrique dans le cours des humeurs. Au contraire, dans la suette, le mouvement de ces humeurs est centrifuge; de là viennent les sueurs abondantes et les transports à la peau. On peut donc attribuer le choléra et la suette, qui ont eu lieu en France, au même miasme animé.

improprement nommée tantôt *herpes zoster* et tantôt *erittenum tuberosum*. MM. les docteurs Romberg, Hoysselden, Royer et Cullerier, regardent l'éruption cutanée du choléra comme ayant quelque analogie avec la rougeole. Le baron Alibert a constaté que cette éruption se déclare tantôt au commencement, tantôt à la fin de la maladie. La forme de ces granules, dit-il, est ronde, peu élévée, de la grandeur d'un très-petit grain de millet ; elles sont très-prurigineuses. Elles se montrent particulièrement sur la poitrine, sur la figure, sur les extrémités supérieures, et de préférence chez les femmes.

Conclusion.

De toutes les recherches auxquelles je me suis livré, je crois pouvoir établir que le choléra-morbus asiatique est produit par un miasme animé. Je ne me dissimule point que mon opinion sera attaquée par un grand nombre de médecins ; car aucune maladie n'a, de nos jours, donné lieu à tant d'opinions diverses. En effet, les uns soutiennent que le choléra se communique uniquement d'individu à individu ; d'autres sont persuadés qu'il se développe à plusieurs milles de distance, et isolément dans plusieurs individus à la fois. Il en est qui veulent en trouver les causes dans les temps humides et pluvieux ; d'autres dans la sécheresse et les vents. Certains assurent qu'il commence par la céphalalgie ; un bien plus grand nombre croit que c'est par la diarrhée et les vomissemens. Il en est qui admettent constamment de lé-gers symptômes précurseurs, tandis qu'au contraire d'autres pensent que la maladie attaque à l'improviste comme un coup de foudre [1]. Telles ont été les prin-cipales opinions sur cette maladie. Quant à sa médi-cation, les uns sont partisans de la saignée ; les autres de l'opium, des toniques, des émétiques, etc. Les uns regardent cette première méthode comme meurtrière ;

[1] A l'appui de cette dernière opinion, je rapporterai une observation qui m'a paru digne d'intérêt. Pendant la récrudes-cence du choléra, j'eus la visite, vers onze heures du matin, de M. Poussin, imprimeur, avec lequel je conversai pendant plus d'un quart-d'heure sans le connaître, et cependant j'avais eu occasion de le voir plus de cinquante fois pendant plus de trois mois que venait de durer l'impression qu'il venait de faire d'un de mes ouvrages. M'ayant fait apercevoir de mon erreur, il me raconta que, la nuit précédente, il s'était empoisonné en buvant, au lieu d'un doigt de vin, une égale dose de lau-danum qu'il avait dans une bouteille placée à côté d'une autre contenant du vin, que l'obscurité ne lui avait pas permis de distinguer. Des vomissemens qui survinrent le délivrèrent des maux qu'il commençait à éprouver. Le matin, quand il vint chez moi, je le trouvai défait, le pouls faible, la figure pâle et presque livide, les yeux comme plombés, la peau sèche et rude ; point de coliques ni aucune douleur d'estomac. M. Poussin sort de chez moi, en apparence fort tranquille ; vers midi, il est frappé du choléra : dix-huit heures après il n'était plus. Les symptômes que j'ai remarqués étaient-ils la suite de l'empoisonnement par l'opium ou bien les précurseurs du choléra? Nous adoptons cette dernière opinion, tout en pensant que l'empoisonnement peut avoir puissamment con-tribué au développement de cette maladie chez M. Poussin.

J. F.

les fauteurs de celle-ci condamnent à leur tour celle des derniers. Parmi tant d'opinions contraires, chacun vante cependant les triomphes qu'il dit avoir obtenus, en publiant les insuccès de ses adversaires. L'on ne sera donc point étonné si, dans un tel état de choses, mon opinion est si éloignée de celles de tant d'illustres auteurs.

Je prierai le lecteur impartial d'examiner mes idées avec calme, réflexion, et dépouillé de tout esprit de système, de les comparer avec celles qui ont été émises sur le même sujet, et de me juger ensuite avec connaissance de cause. Je m'estimerai heureux, si je puis porter quelque lumière au milieu de tant d'obscurité, et établir quelque accord parmi tant d'opinions contraires.

TABLE DES MATIÈRES.

—

9 782013 700283